呼吸道合胞病毒防御战

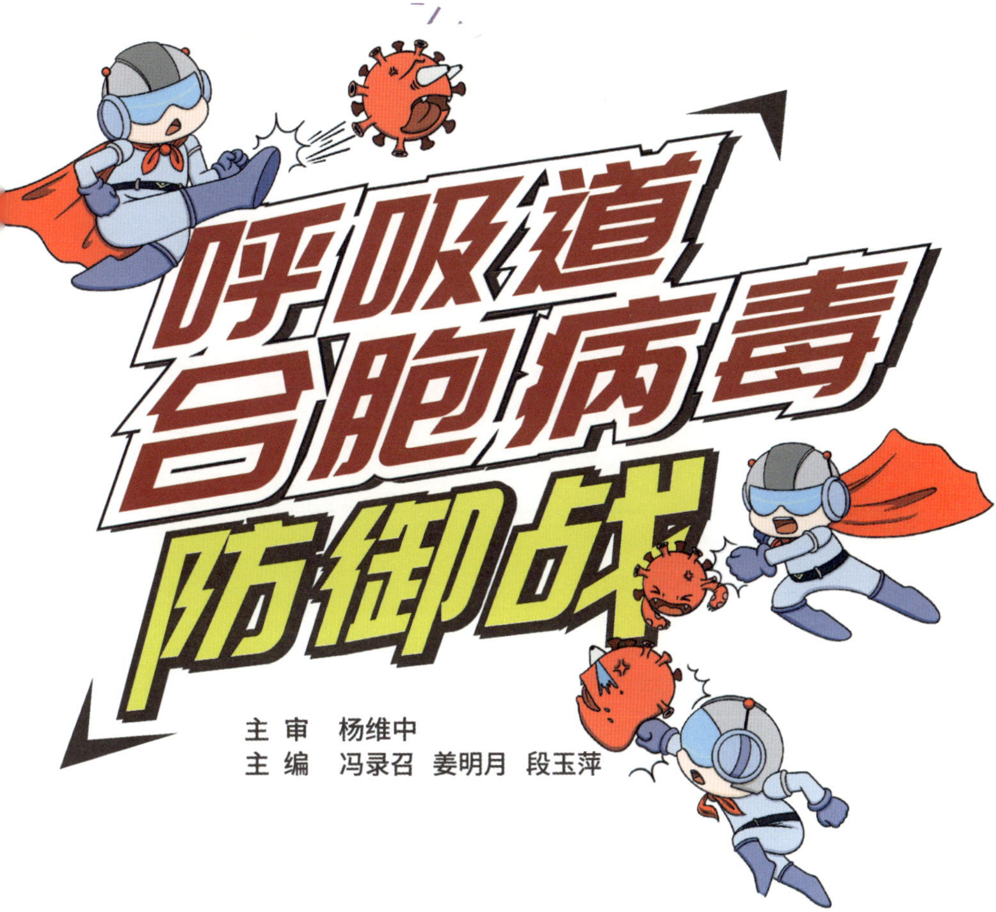

主 审　杨维中

主 编　冯录召　姜明月　段玉萍

中国科学技术出版社

·北　京·

图书在版编目（CIP）数据

呼吸道合胞病毒防御战 / 冯录召, 姜明月, 段玉萍 主编. -- 北京：中国科学技术出版社, 2025. 7.

ISBN 978-7-5236-1542-3

Ⅰ. R373.1

中国国家版本馆CIP数据核字第202556NA26号

责任编辑	何红哲　韩　颖
装帧设计	中文天地
绘　　画	北京共创家园文化传媒有限公司
责任校对	焦　宁
责任印制	徐　飞

出　　版	中国科学技术出版社
发　　行	中国科学技术出版社有限公司
地　　址	北京市海淀区中关村南大街16号
邮　　编	100081
发行电话	010-62173865
传　　真	010-62173081
网　　址	http://www.cspbooks.com.cn

开　　本	880mmX1230mm　1/32
字　　数	70千字
印　　张	3.625
版　　次	2025年7月第1版
印　　次	2025年7月第1次印刷
印　　刷	北京顶佳世纪印刷有限公司
书　　号	ISBN 978-7-5236-1542-3
定　　价	39.80元

目录

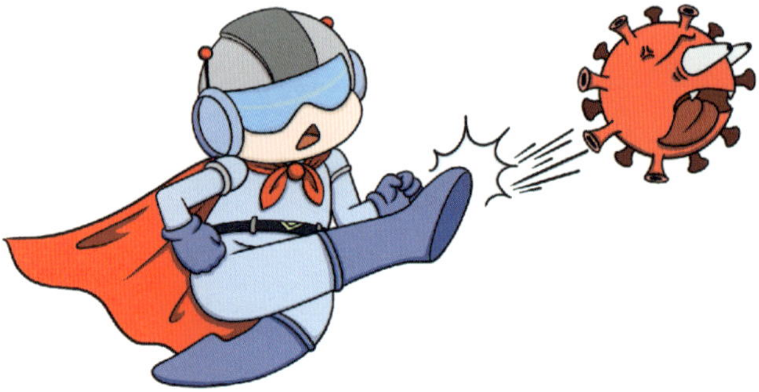

呼吸道合胞病毒那些事儿

——RSV简介

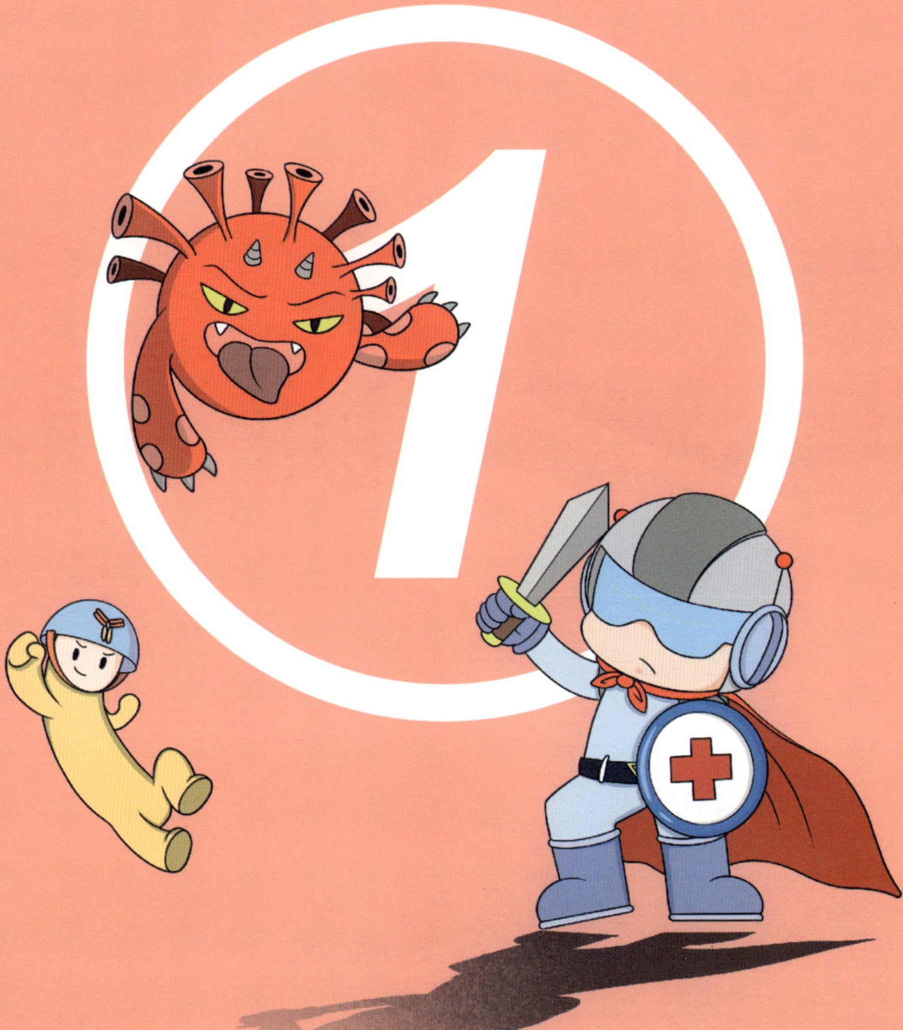

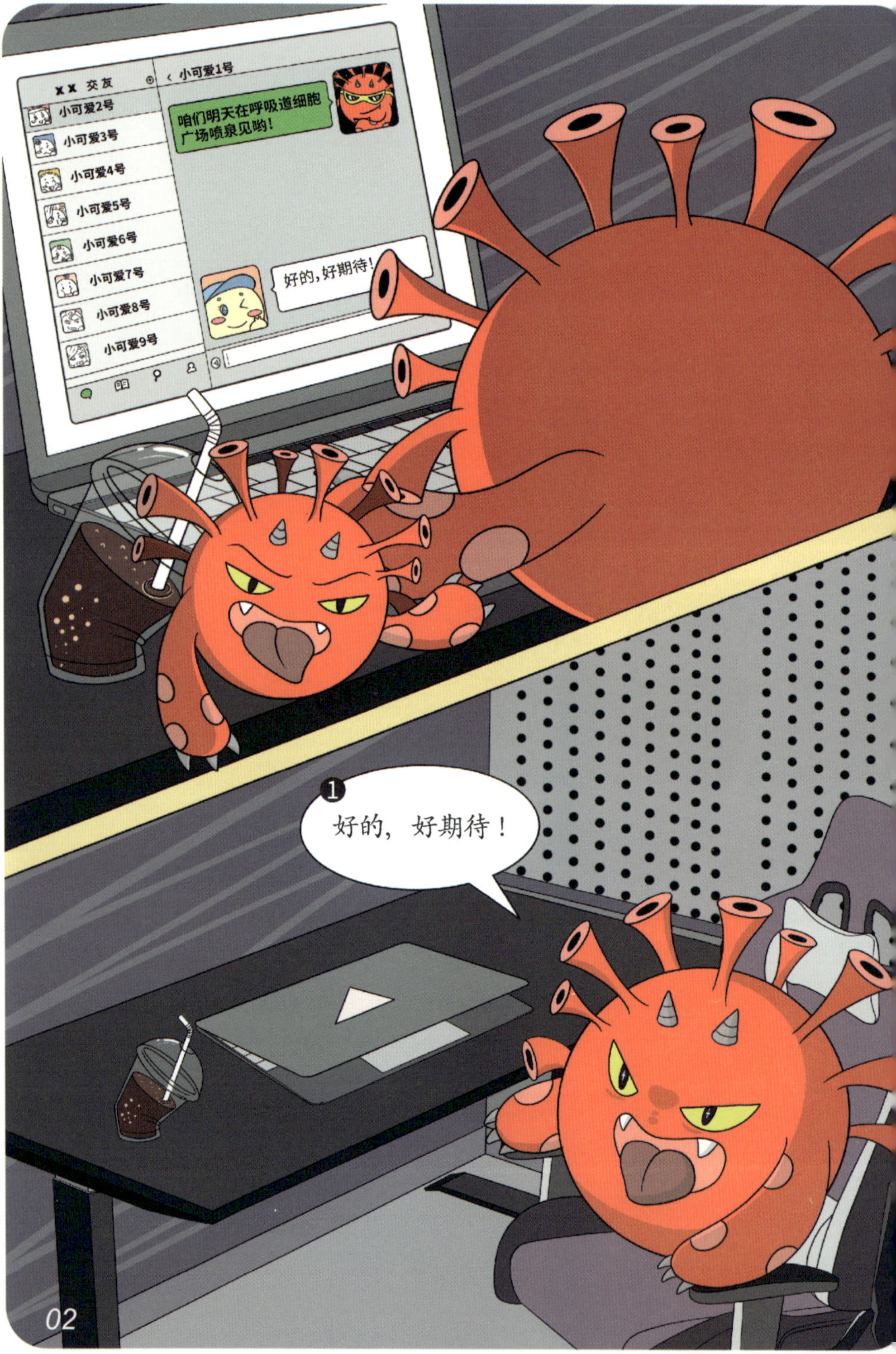
XX 交友
小可爱1号
咱们明天在呼吸道细胞广场喷泉见哟！
好的，好期待！
小可爱2号
小可爱3号
小可爱4号
小可爱5号
小可爱6号
小可爱7号
小可爱8号
小可爱9号
1
好的，好期待！

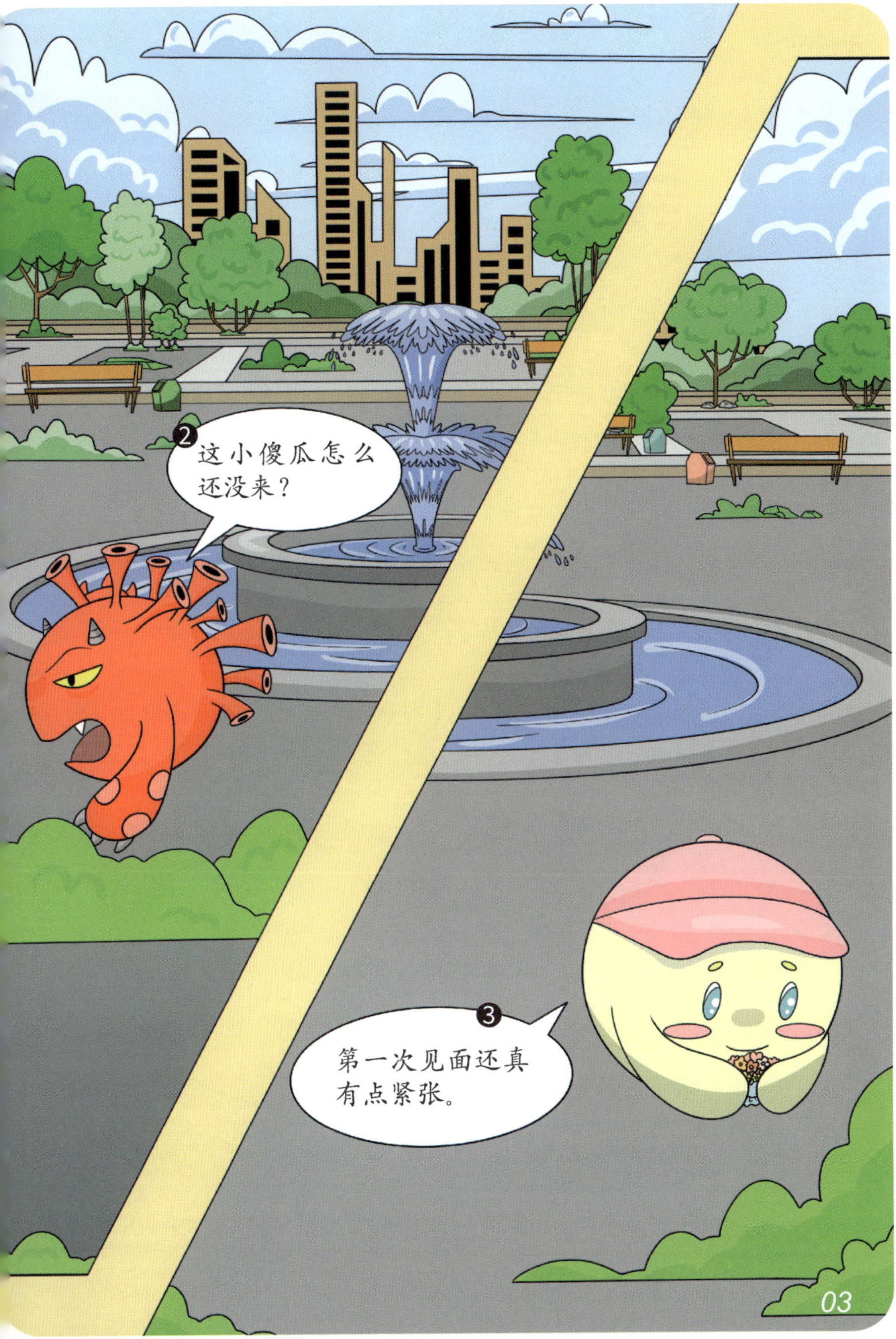
2
这小傻瓜怎么还没来？
3
第一次见面还真有点紧张。

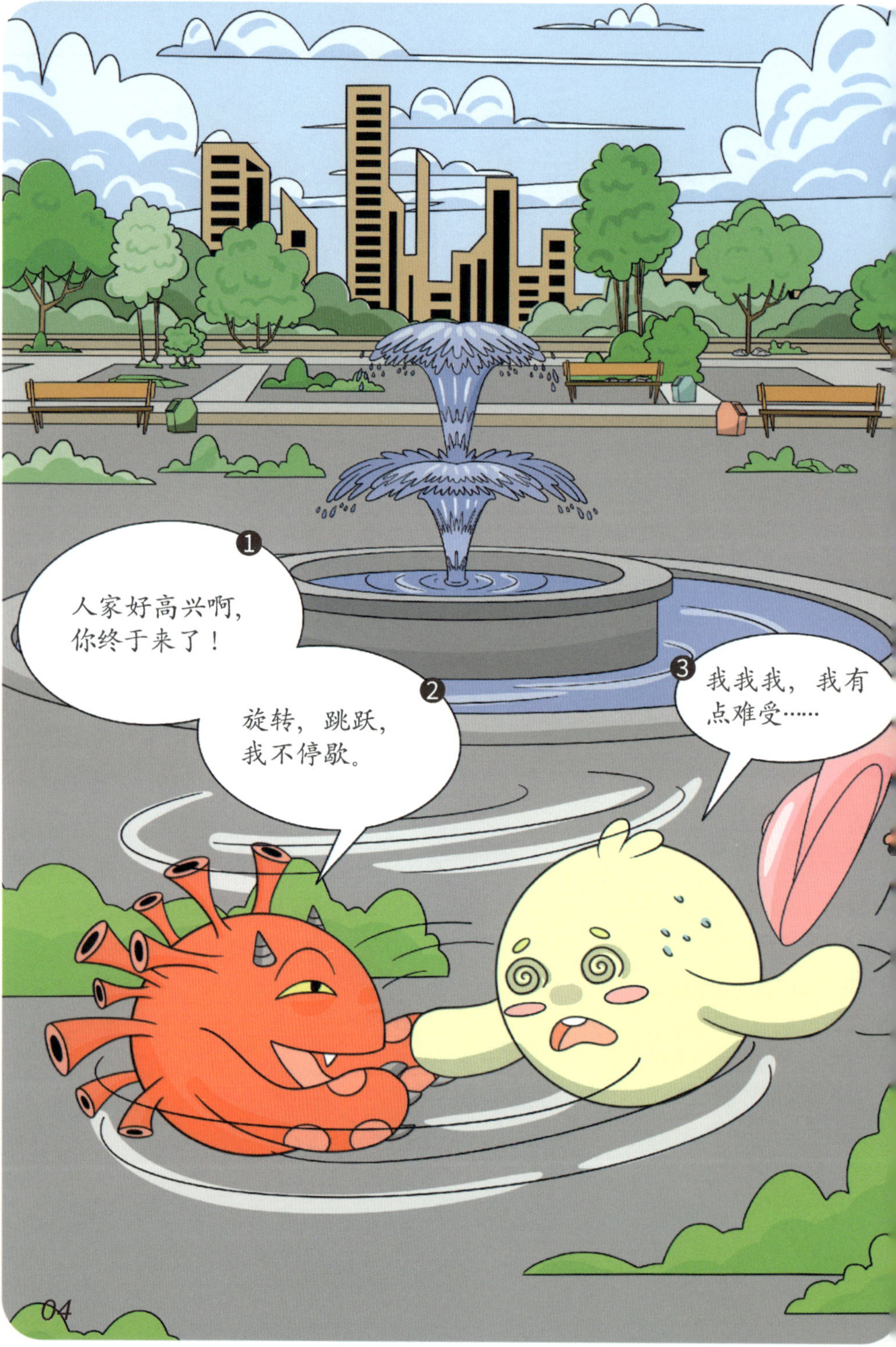
1
人家好高兴啊，你终于来了！
2
旋转，跳跃，我不停歇。
3
我我我，我有点难受……

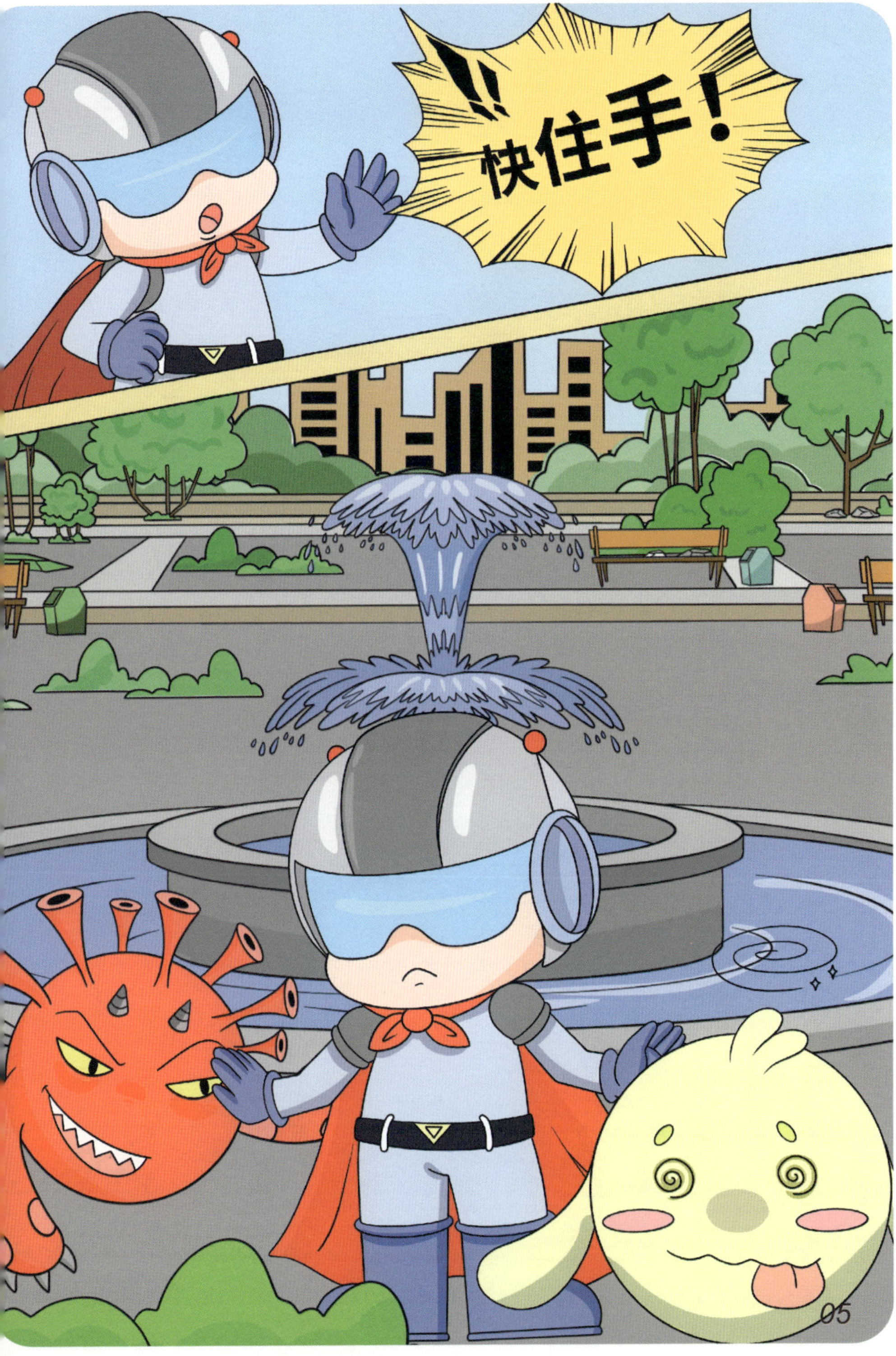
!! 快住手！

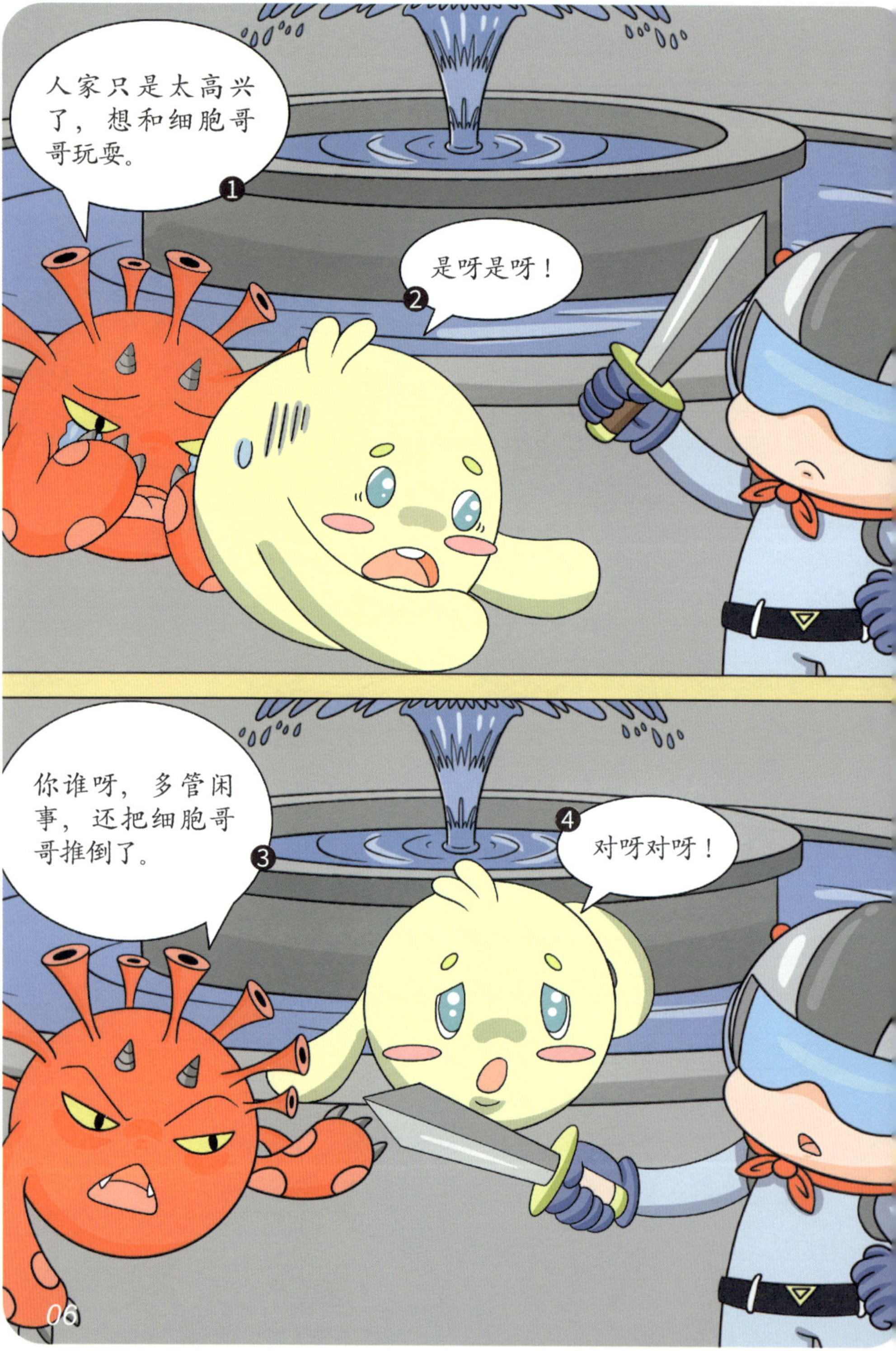
1
人家只是太高兴了，想和细胞哥哥玩耍。
2
是呀是呀！
3
你谁呀，多管闲事，还把细胞哥哥推倒了。
4
对呀对呀！

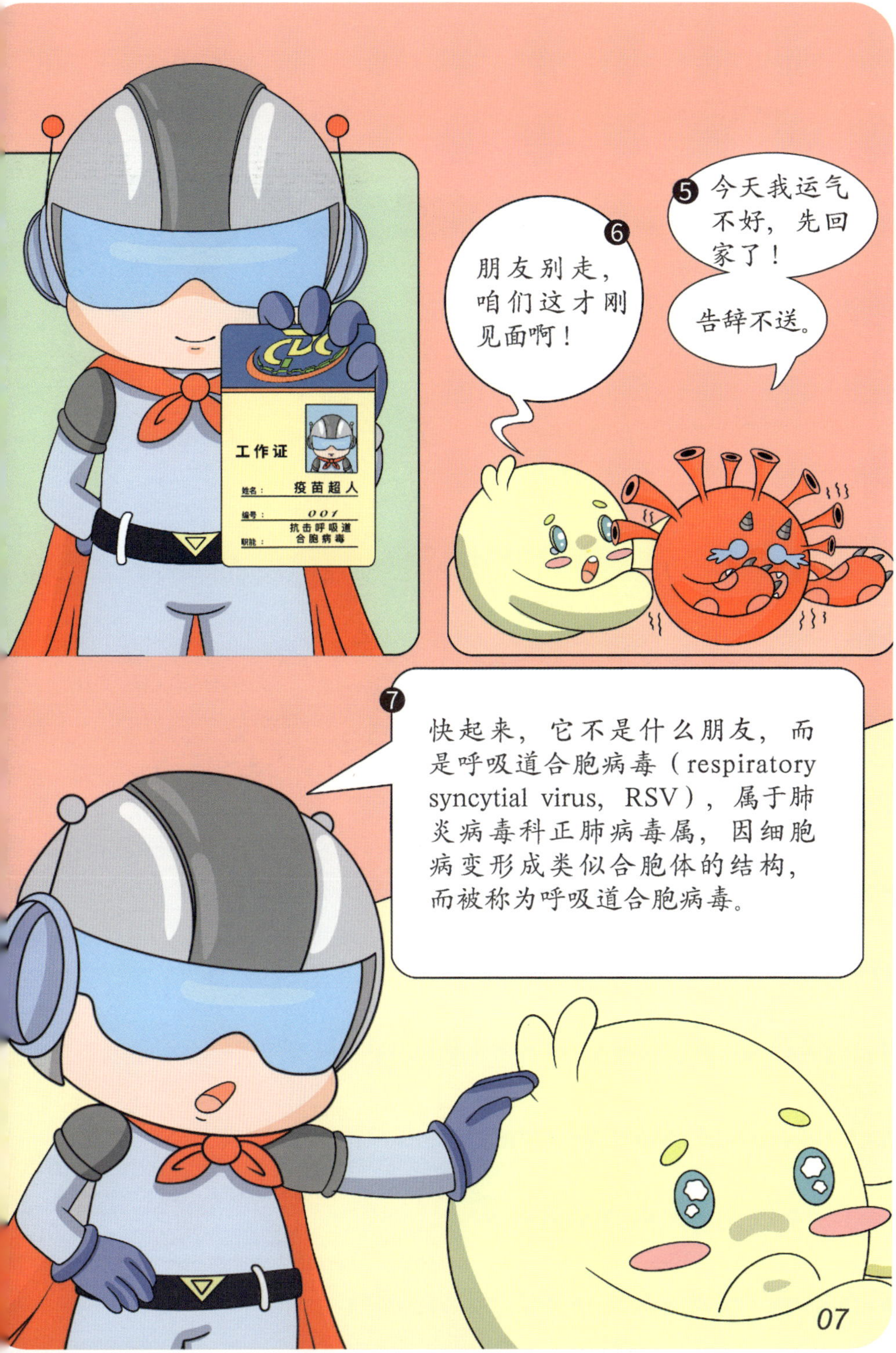
CDC
工作证
姓名：疫苗超人
编号：001
职能：抗击呼吸道合胞病毒
今天我运气不好，先回家了！
告辞不送。
朋友别走，咱们这才刚见面啊！
快起来，它不是什么朋友，而是呼吸道合胞病毒（respiratory syncytial virus，RSV），属于肺炎病毒科正肺病毒属，因细胞病变形成类似合胞体的结构，而被称为呼吸道合胞病毒。

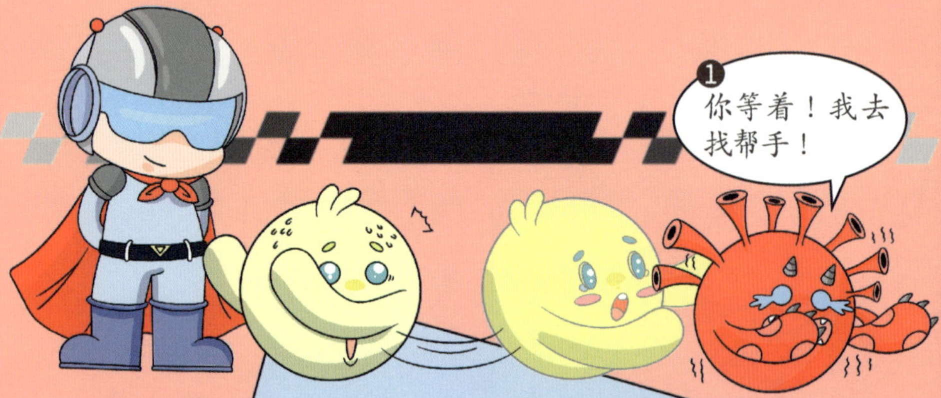

挑战信

我们RSV一族，包括人呼吸道合胞病毒、牛呼吸道合胞病毒和鼠呼吸道合胞病毒三大种，我就是你们常感染的人呼吸道合胞病毒。人呼吸道合胞病毒又分为RSV A亚群和RSV B亚群，在人群中主要引起急性呼吸道感染。我现在正式向你宣战，我一定会回来的！

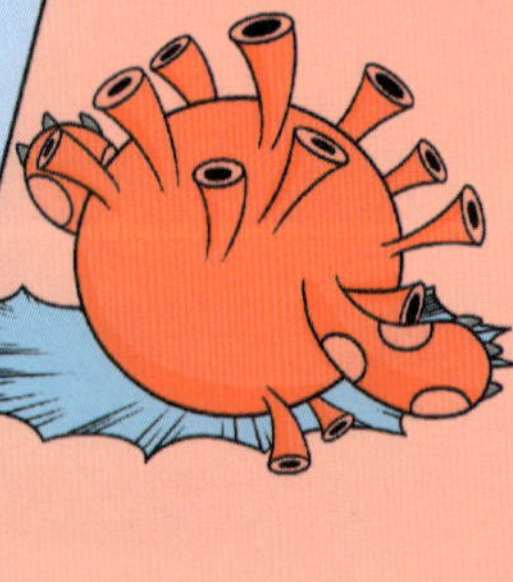

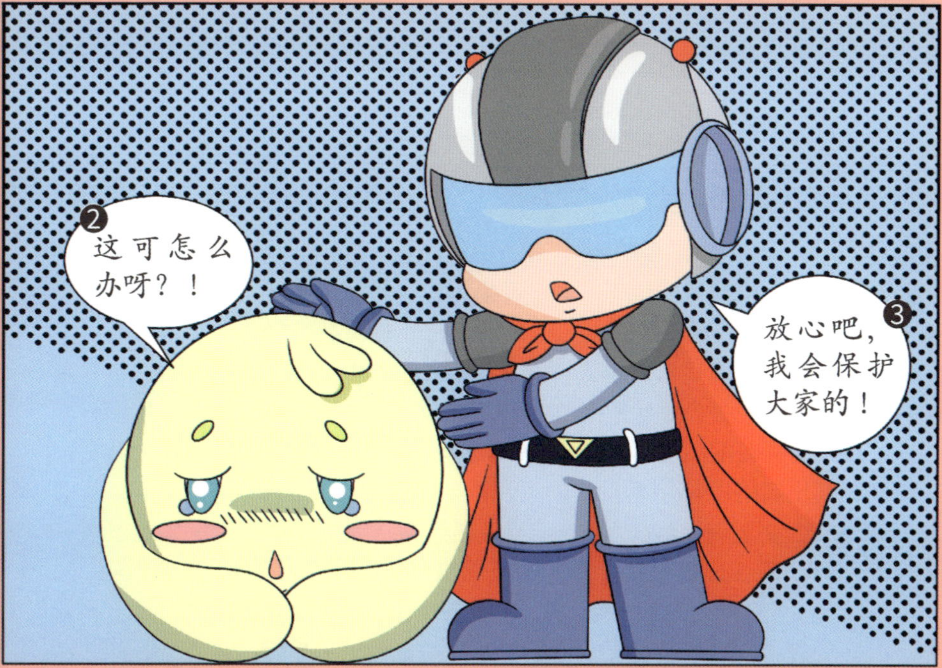

温馨提示

交友需谨慎，细胞也不例外。

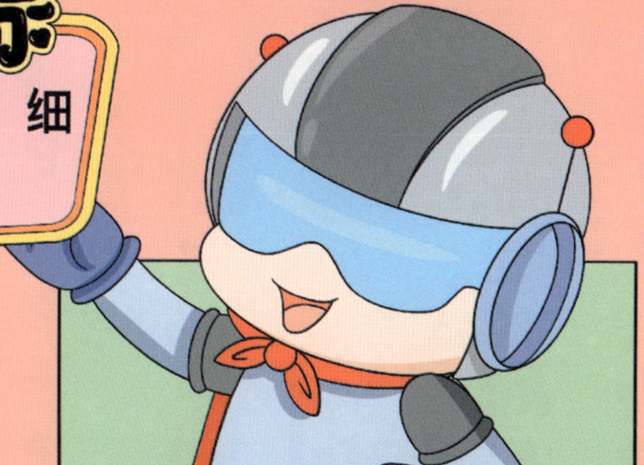

【TIPS】

病毒入侵细胞的过程，就像是病毒这个黑心老板在细胞里偷偷地开了一个小型工厂。它先用一把钥匙（G蛋白）打开细胞的大门（宿主细胞表面受体），带领病毒的遗传物质（RNA）、M2-1蛋白、M2-2蛋白、N蛋白等悄悄溜进去，然后把病毒的RNA释放到细胞里。病毒的RNA就像一张正反两面都有图案的纸，工人RNA聚合酶（本身就存在于细胞内）根据图案复制出新的RNA副本。复制过程中，M2-1蛋白就像一个小助手，帮助RNA聚合酶更有效地工作。M2-2蛋白则像路线指挥员，确保复制过程有序进行，不会出错。N蛋白就像反派打手，化作保护衣把新复制出来的RNA包裹起来，防止它被破坏。有了RNA和一些必要的蛋白质（比如M蛋白），病毒就像组装玩具一样组装新的病毒粒子。最后，新组装好的病毒粒子从细胞里出来，类似开设分厂一般，开始生产更多的病毒，准备感染更多的细胞。

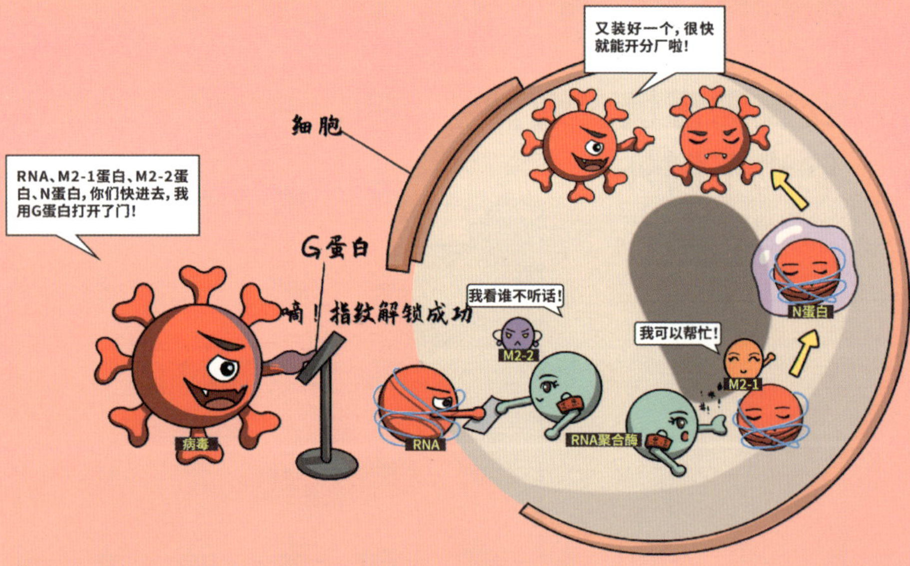

冬天里的一把“火”

——RSV的流行特征

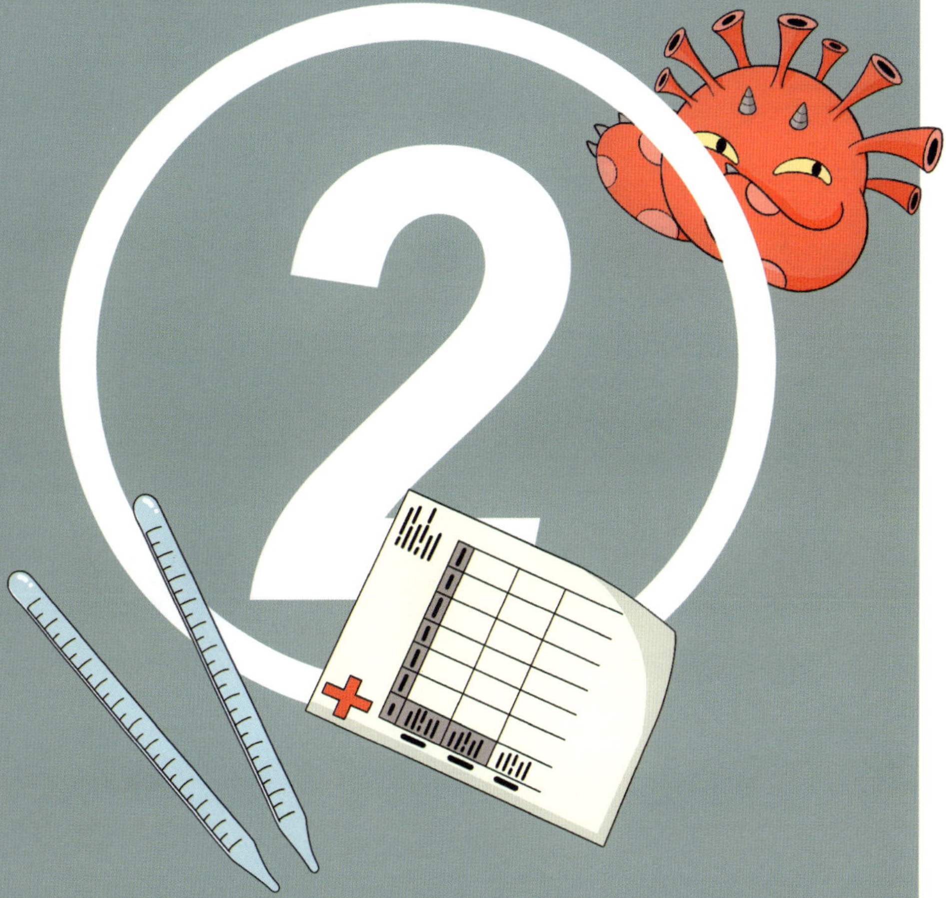

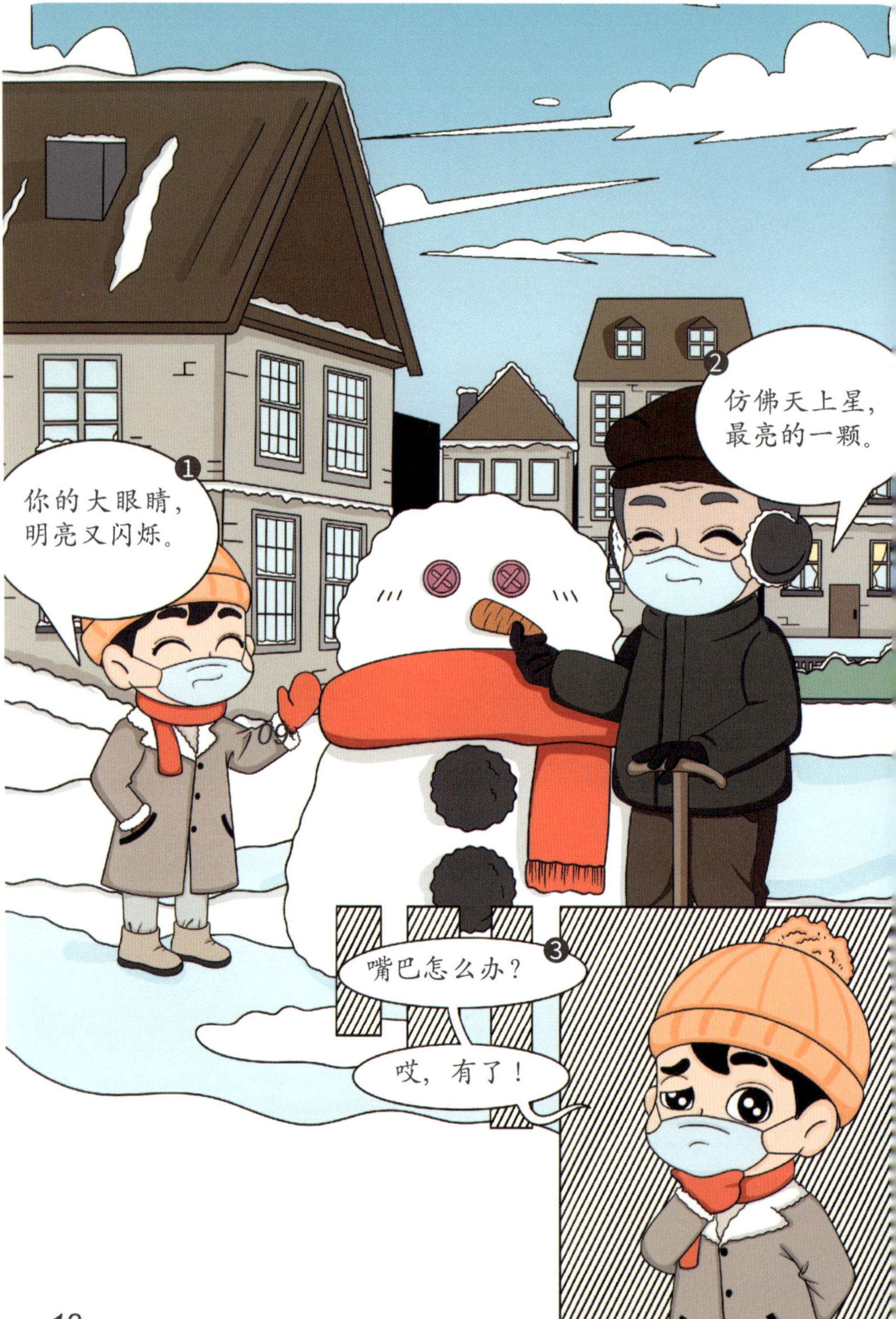
1
你的大眼睛，
明亮又闪烁。
2
仿佛天上星，
最亮的一颗。
3
嘴巴怎么办？
哎，有了！

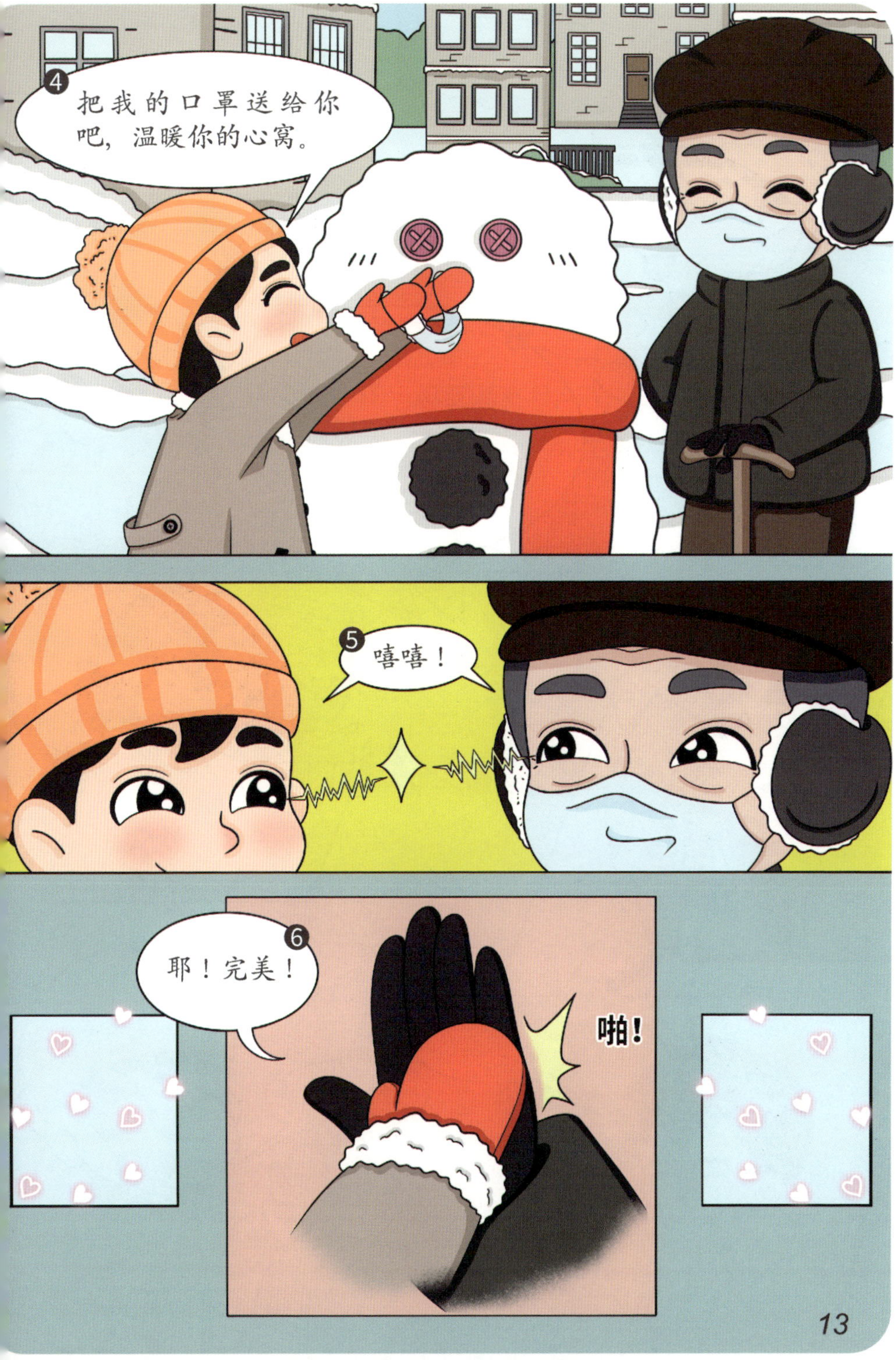
④把我的口罩送给你吧，温暖你的心窝。
⑤嘻嘻！
⑥耶！完美！
啪！

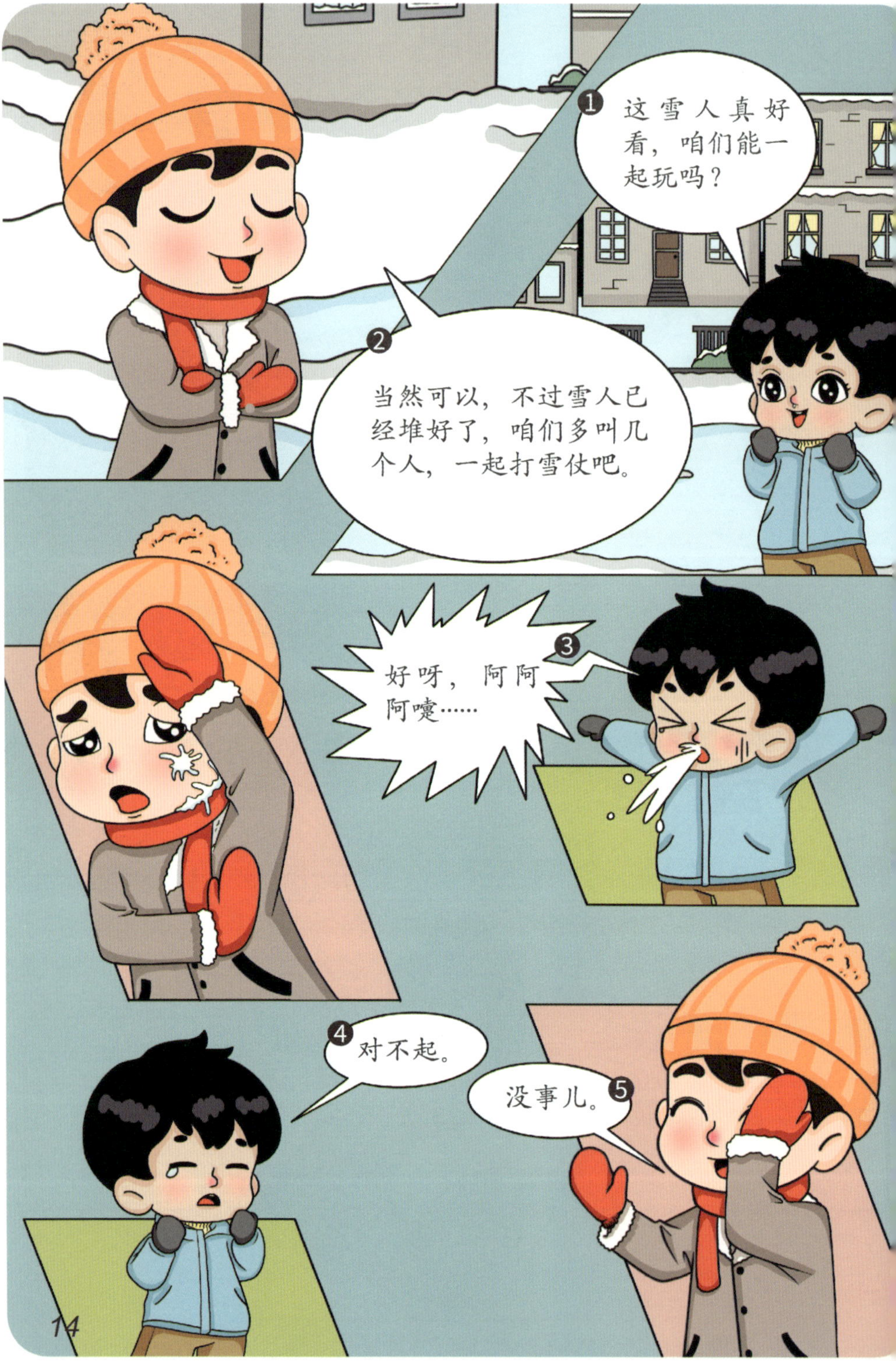
1 这雪人真好看，咱们能一起玩吗？
2 当然可以，不过雪人已经堆好了，咱们多叫几个人，一起打雪仗吧。
3 好呀，阿阿阿嚏……
4 对不起。
5 没事儿。

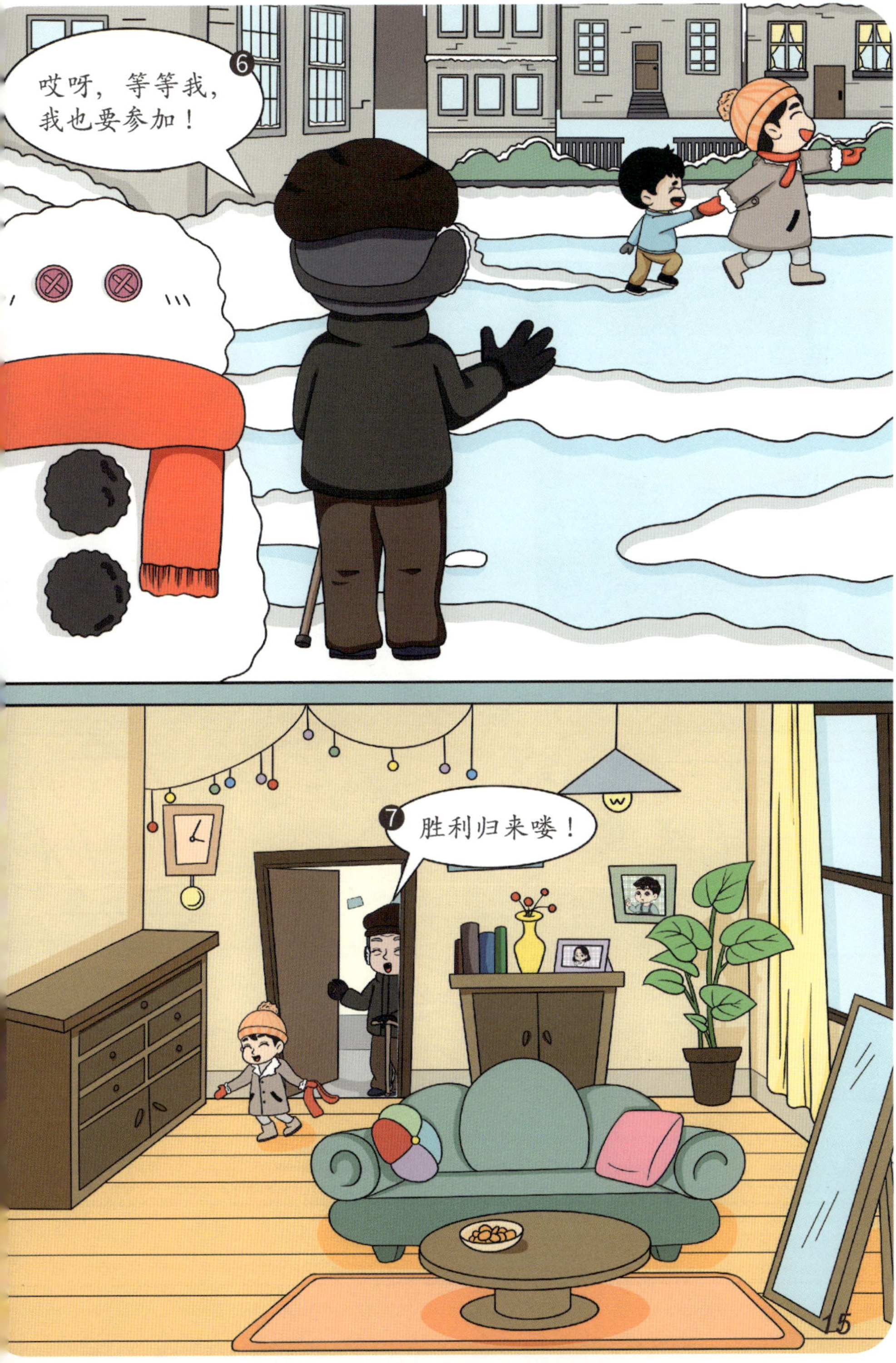
6
哎呀，等等我，
我也要参加！
7
胜利归来喽！

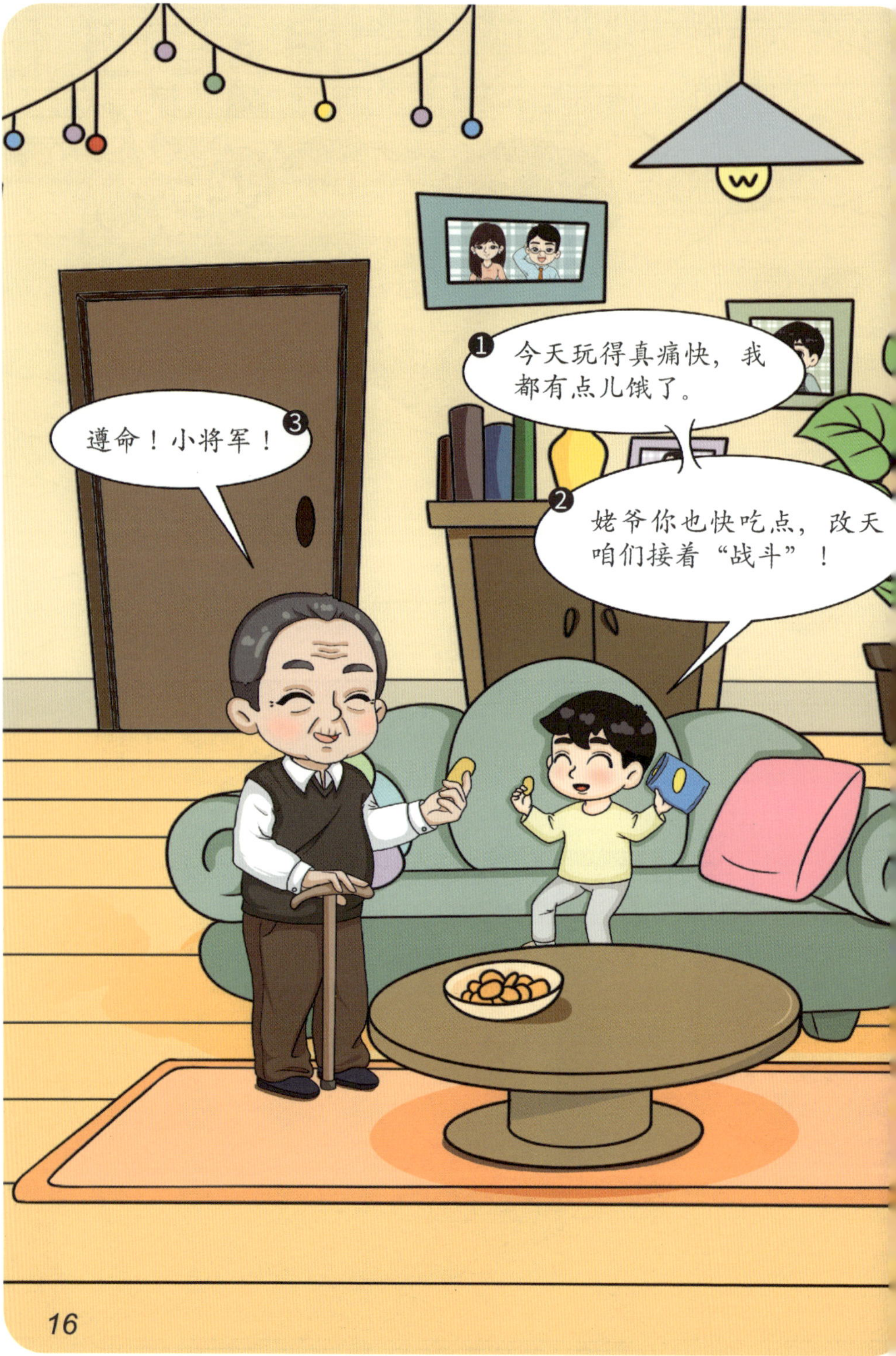

今天玩得真痛快，我都有点儿饿了。
姥爷你也快吃点，改天咱们接着“战斗”！
遵命！小将军！

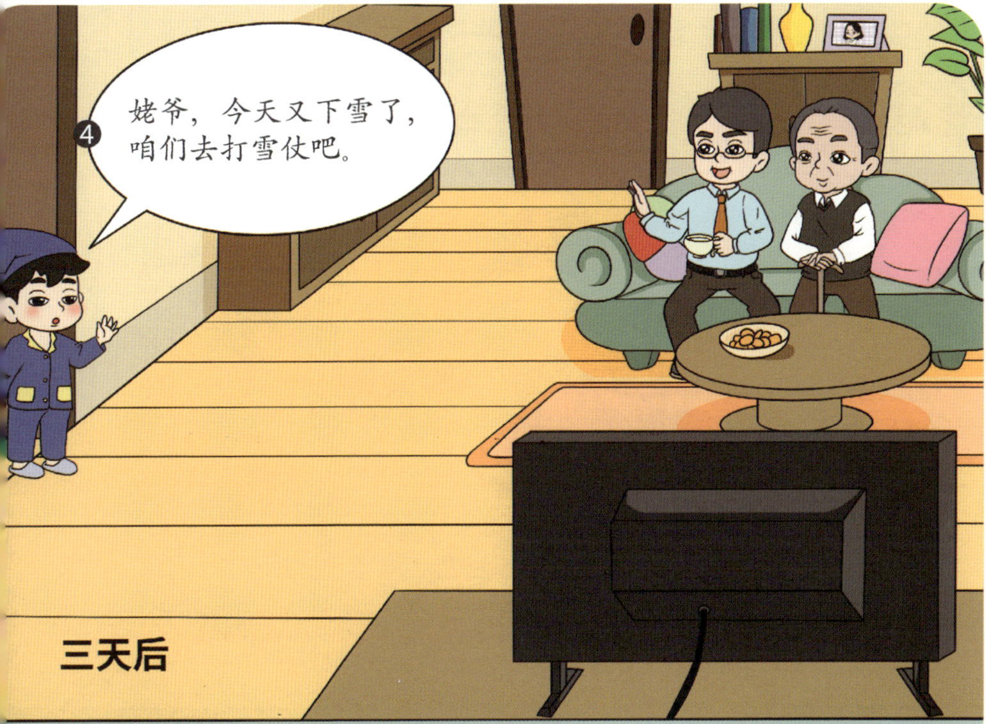
4
姥爷，今天又下雪了，咱们去打雪仗吧。
三天后

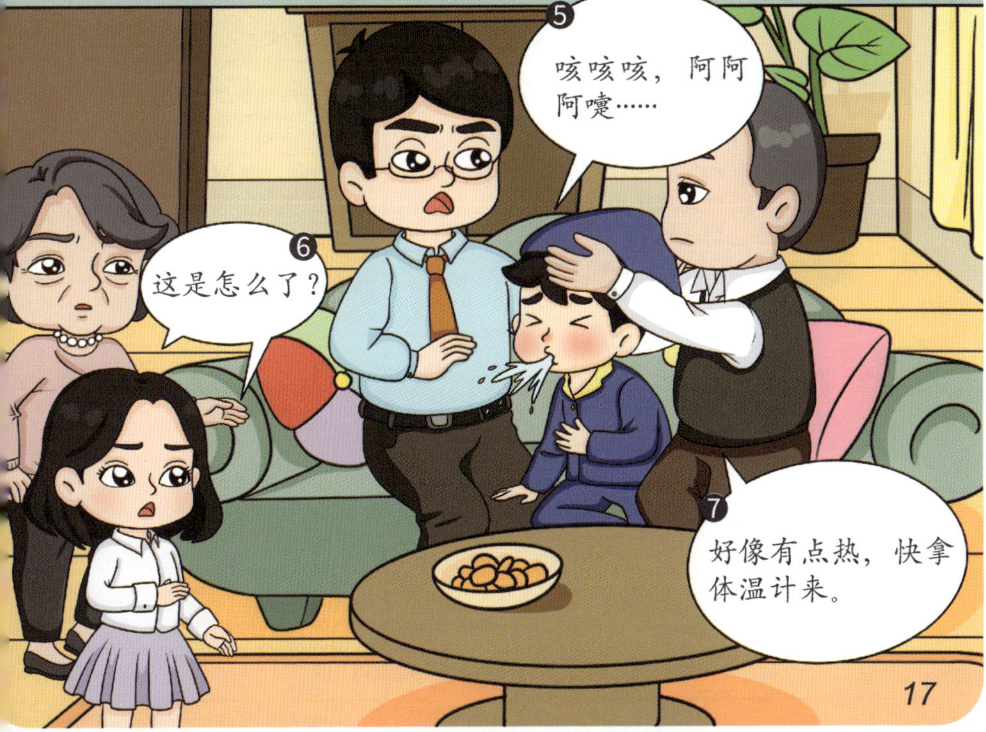
5
咳咳咳，阿阿阿嚏……
6
这是怎么了？
7
好像有点热，快拿体温计来。

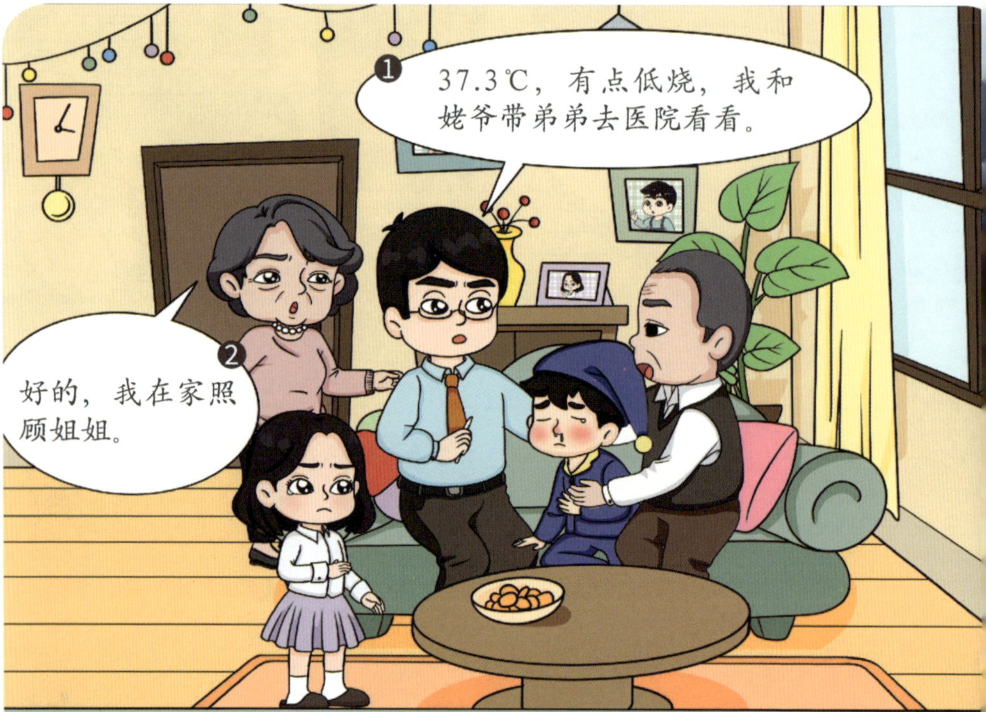
❶ 37.3℃，有点低烧，我和姥爷带弟弟去医院看看。
❷ 好的，我在家照顾姐姐。

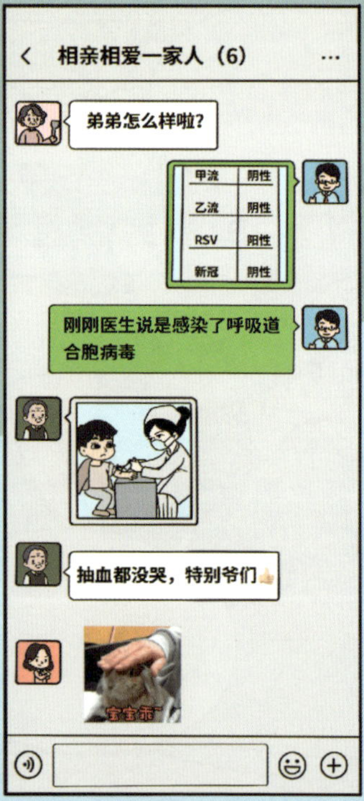
相亲相爱一家人（6）
弟弟怎么样啦？
甲流 阴性
乙流 阴性
RSV 阳性
新冠 阴性
刚刚医生说是感染了呼吸道合胞病毒
抽血都没哭，特别爷们
宝宝乖

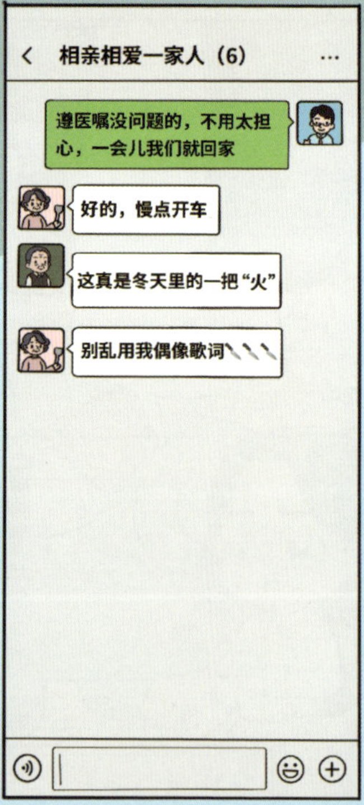
相亲相爱一家人（6）
遵医嘱没问题的，不用太担心，一会儿我们就回家
好的，慢点开车
这真是冬天里的一把“火”
别乱用我偶像歌词

【TIPS】

呼吸道合胞病毒的流行特征及主要传播方式

1. 宿主范围：人群普遍易感，婴幼儿和老年人易引起下呼吸道感染，进而引发支气管炎、肺炎。

2. 传播途径：经飞沫传播，或经污染的手和物体表面传播。

3. 潜伏期：3～5天。

4. 临床症状：可出现上呼吸道的症状，如鼻塞、流涕；严重时可引起下呼吸道症状，如咳嗽、呼吸困难、喘息。体温很少超过39℃。低氧血症、呼吸费力等症状体征可在体温正常后出现。

5. 季节性及周期性：RSV的季节性随纬度变化，温带国家的RSV高峰期出现在冬季，热带国家的RSV高峰期出现在雨季。我国温带地区城市RSV流行通常发生在10月至翌年3月；南方亚热带地区主要发生在潮湿、炎热、多雨的夏季，流行高峰以7—8月为主。

血脉压制的力量

——婴幼儿感染RSV后的表现

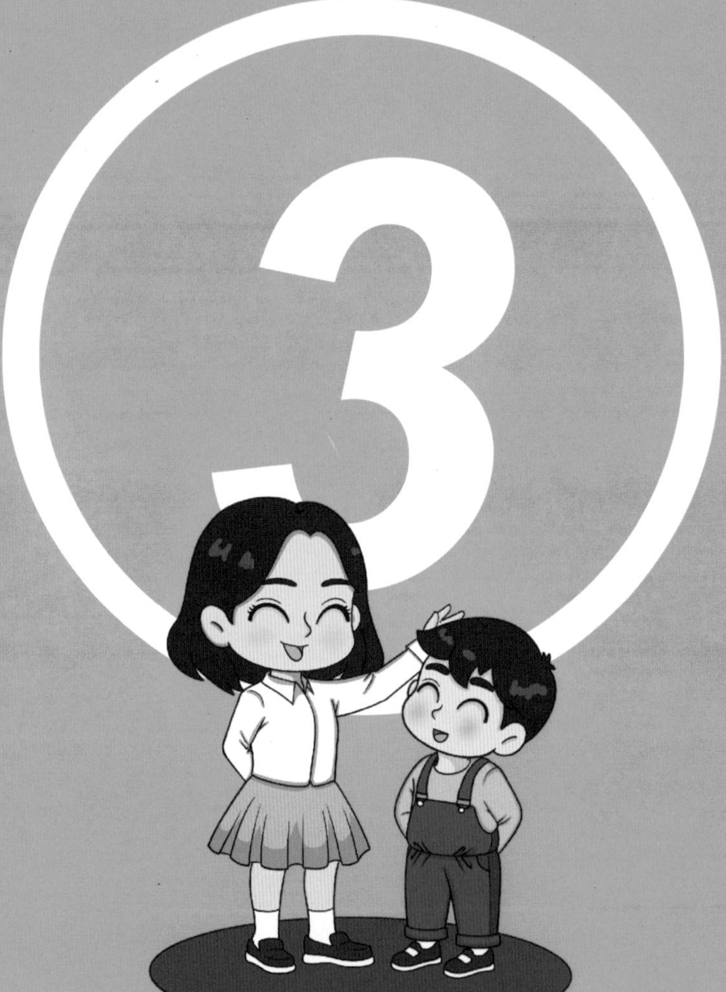

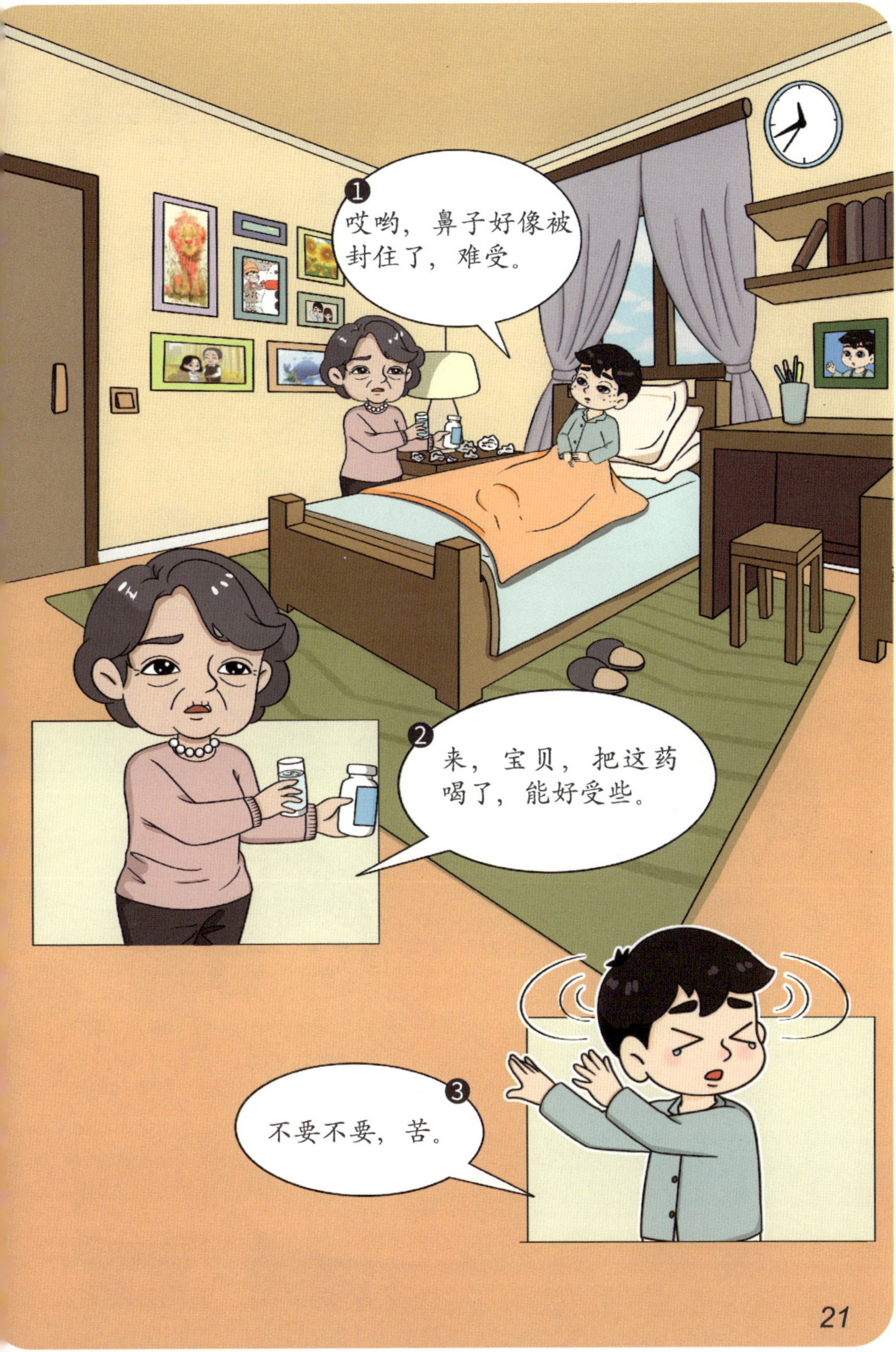
1 哎哟，鼻子好像被封住了，难受。
2 来，宝贝，把这药喝了，能好受些。
3 不要不要，苦。

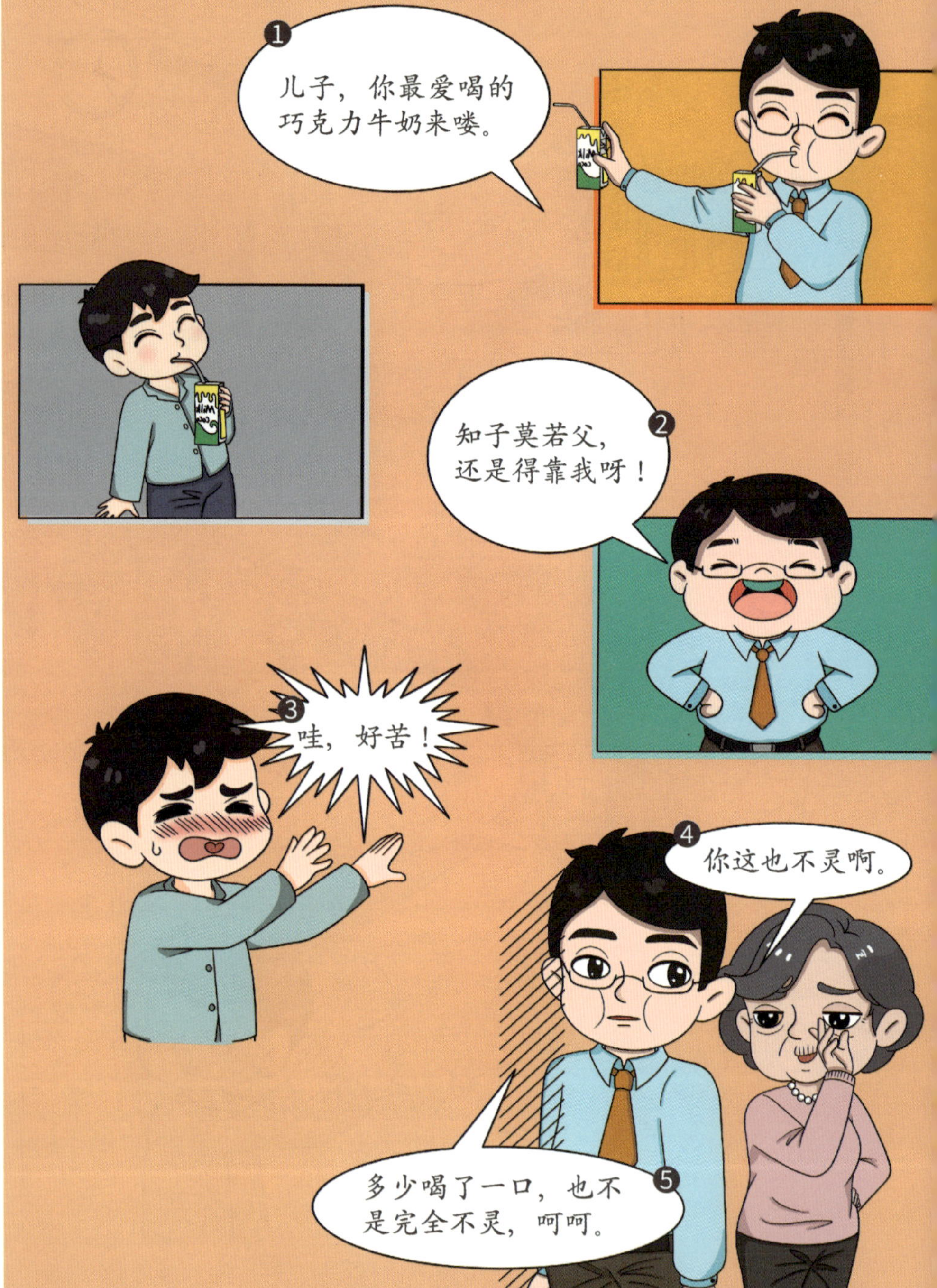

1
儿子，你最爱喝的巧克力牛奶来喽。
2
知子莫若父，还是得靠我呀！
3
哇，好苦！
4
你这也不灵啊。
5
多少喝了一口，也不是完全不灵，呵呵。

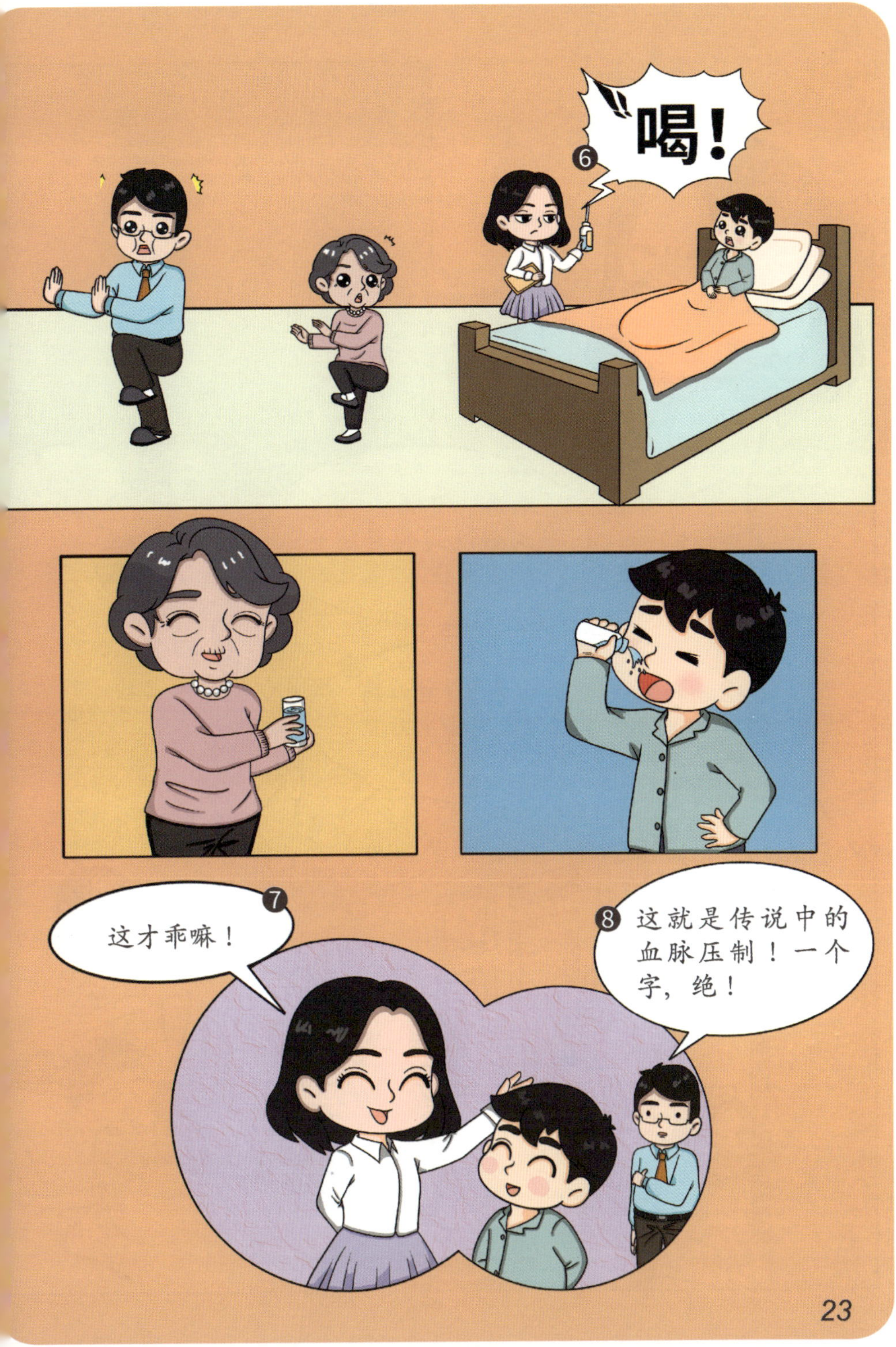
⑥喝！
⑦这才乖嘛！
⑧这就是传说中的血脉压制！一个字，绝！

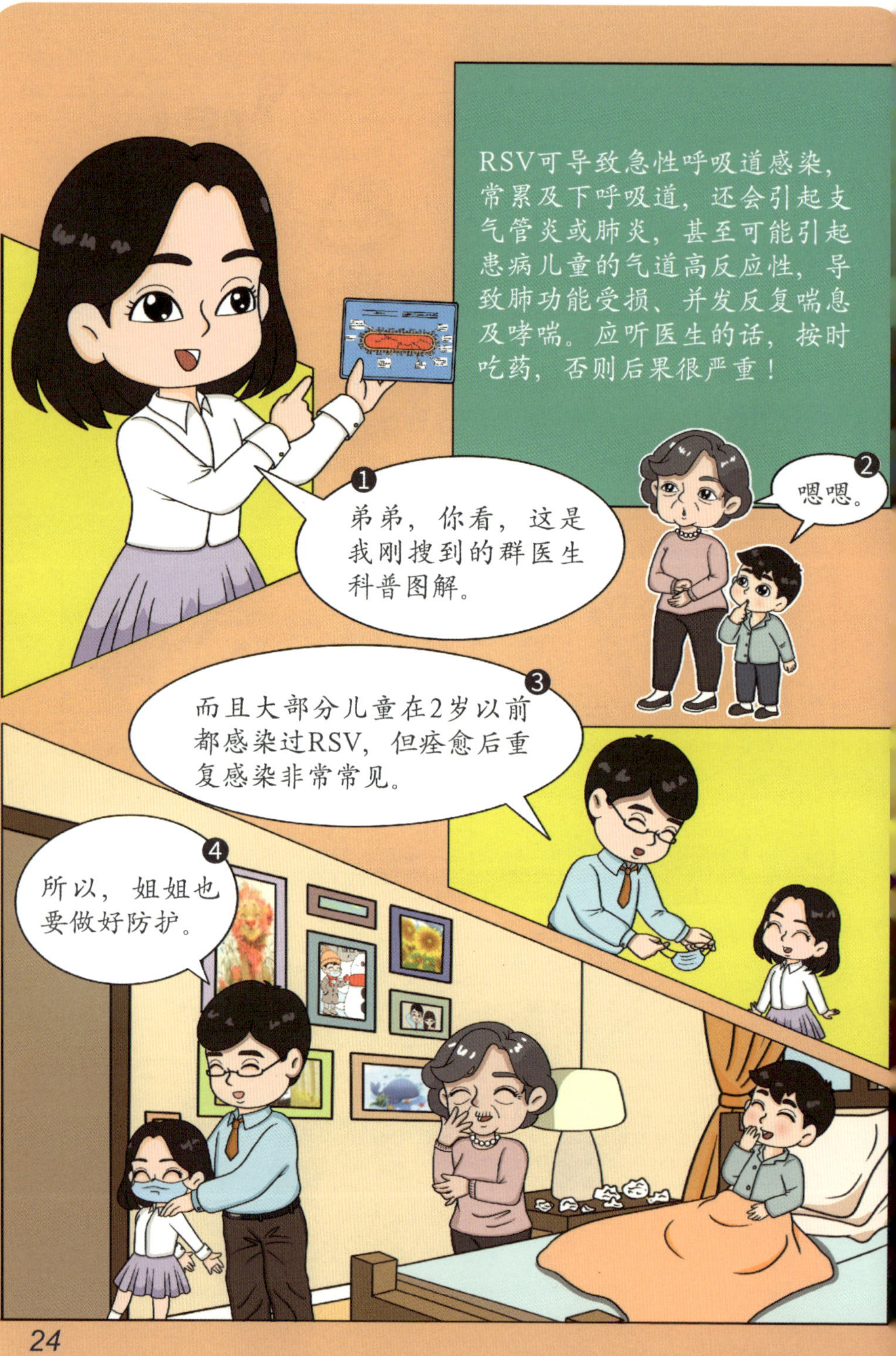
RSV可导致急性呼吸道感染，常累及下呼吸道，还会引起支气管炎或肺炎，甚至可能引起患病儿童的气道高反应性，导致肺功能受损、并发反复喘息及哮喘。应听医生的话，按时吃药，否则后果很严重！
①弟弟，你看，这是我刚搜到的群医生科普图解。
②嗯嗯。
③而且大部分儿童在2岁以前都感染过RSV，但痊愈后重复感染非常常见。
④所以，姐姐也要做好防护。

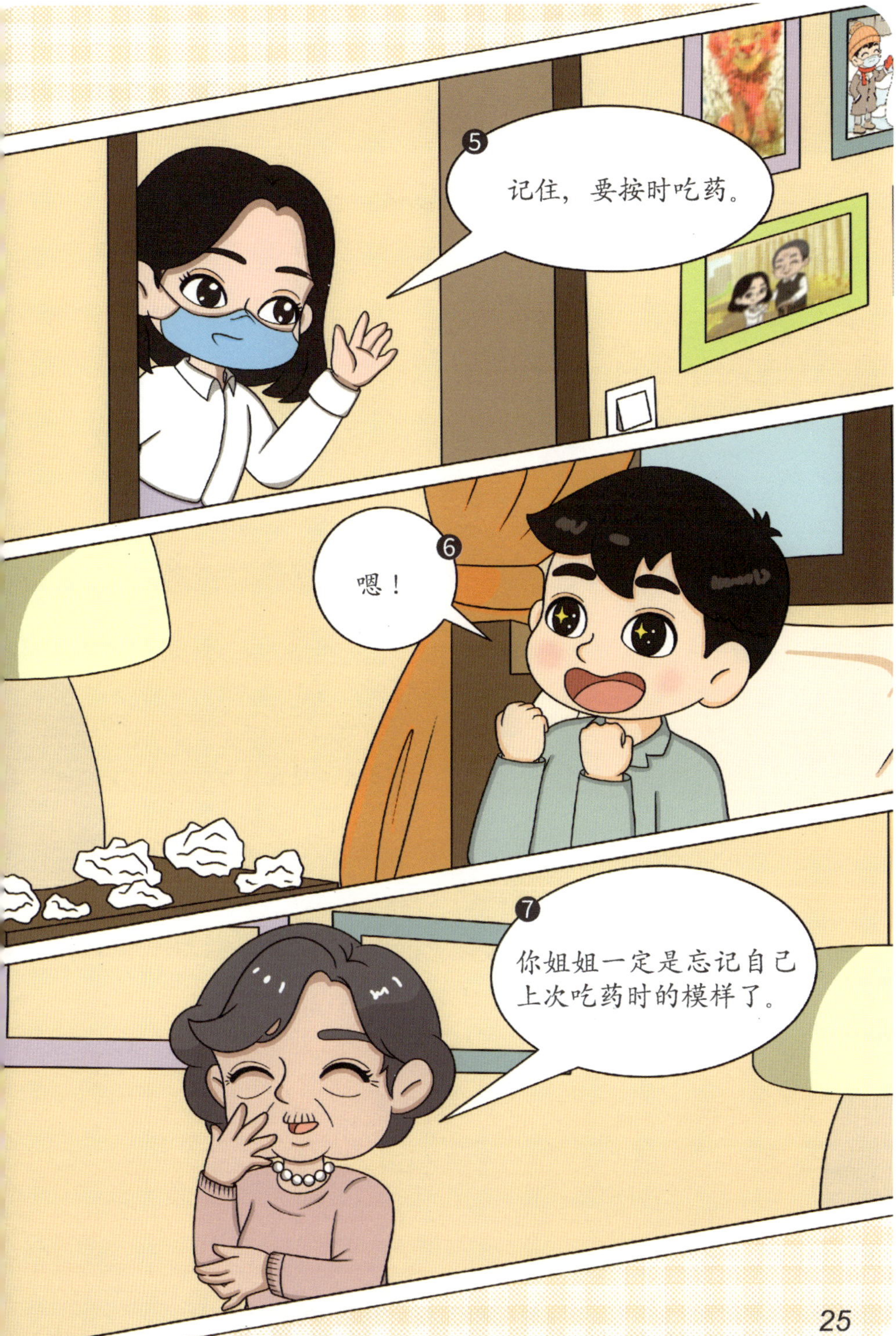
5
记住，要按时吃药。
6
嗯！
7
你姐姐一定是忘记自己上次吃药时的模样了。

【TIPS】

儿童感染RSV的临床表现与年龄有关，学龄前儿童以上呼吸道感染为主，症状轻微，婴幼儿则易发展成毛细支气管炎、肺炎等下呼吸道感染。

儿童感染RSV临床表现的一个显著特征是变化快，症状通常在起病后2~4天达到高峰，病初表现为鼻塞、流涕等上呼吸道症状，很快进展为呼吸急促、喘息、呻吟等下呼吸道症状。低氧血症、呼吸费力等症状体征可在体温正常后出现，部分患儿在早期可伴随发热等全身症状。

婴幼儿感染RSV后，可能引起气道高反应性，这与患儿日后肺功能受损、反复喘息及哮喘的发生密切相关。

大部分儿童在2岁以前都感染过RSV，6月龄内的婴儿感染RSV的风险最高。重复感染非常常见，初次感染RSV易累及下呼吸道，再次感染约50%累及下呼吸道，反复多次感染仍有约25%的患儿出现下呼吸道感染。

倒下的“后勤部长”

——老年人感染RSV后的表现

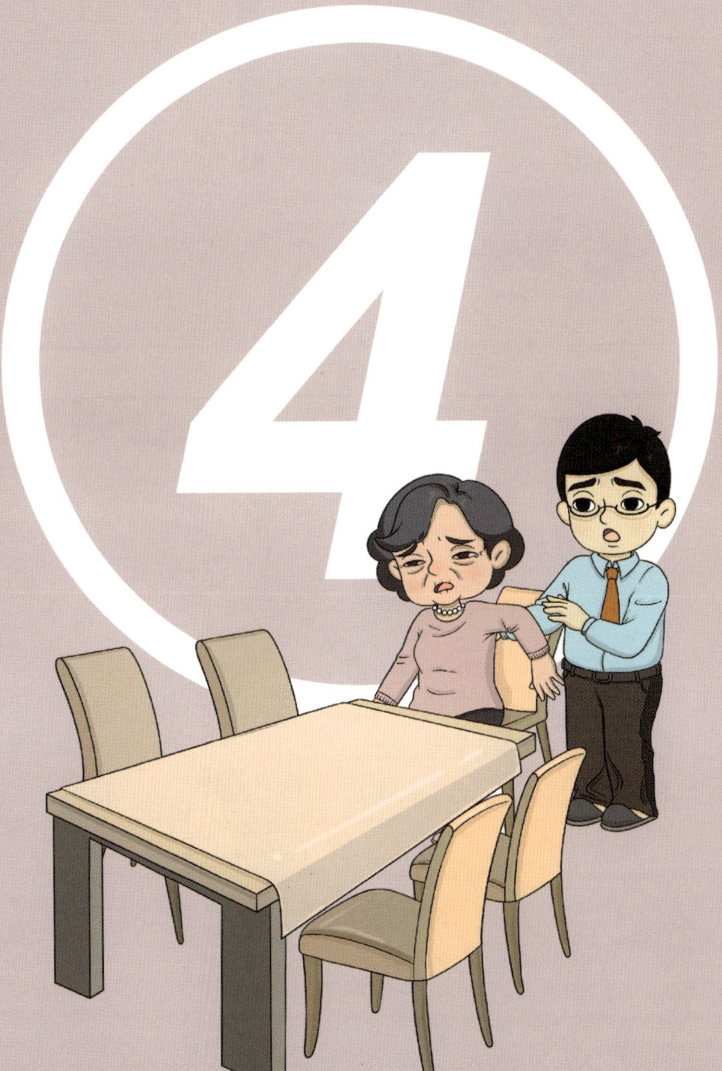

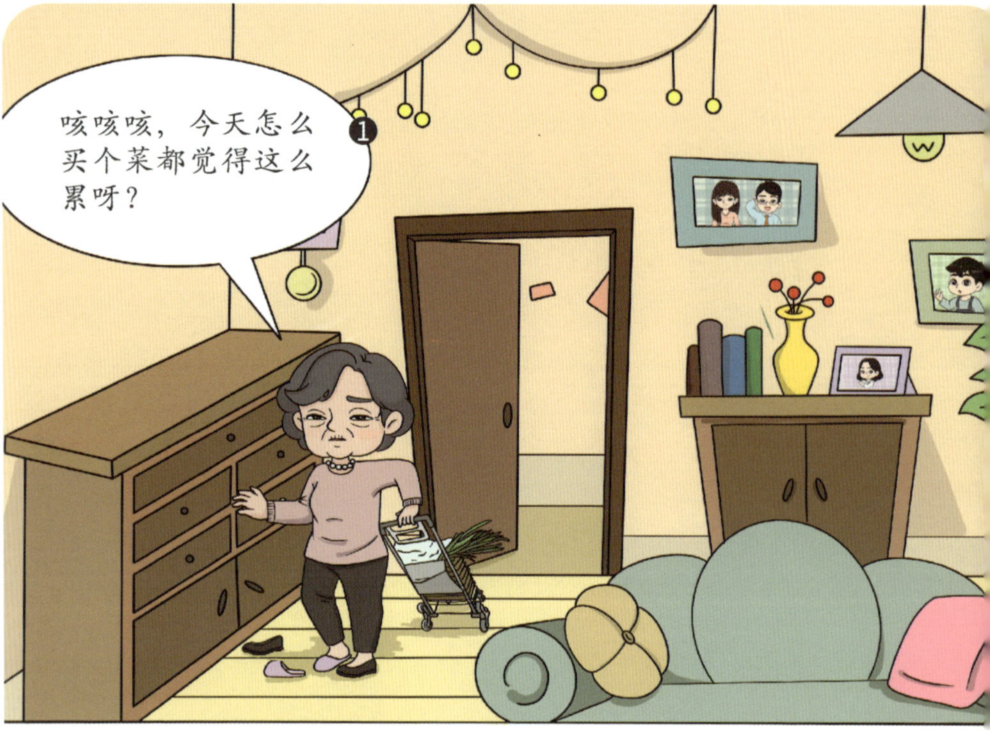
❶
咳咳咳，今天怎么买个菜都觉得这么累呀？

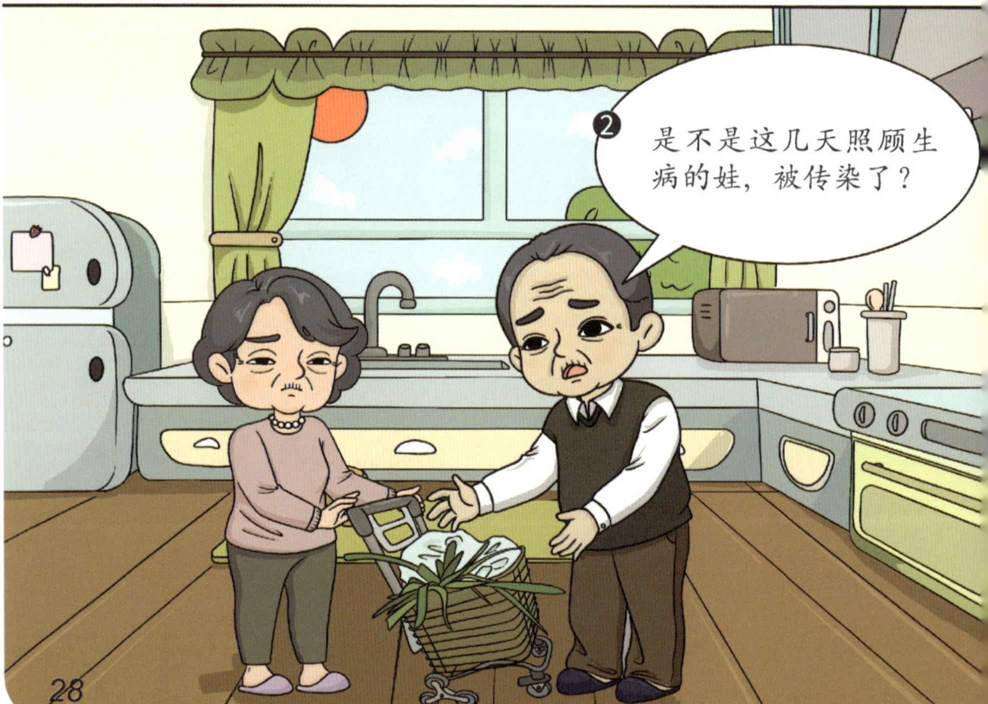
❷
是不是这几天照顾生病的娃，被传染了？

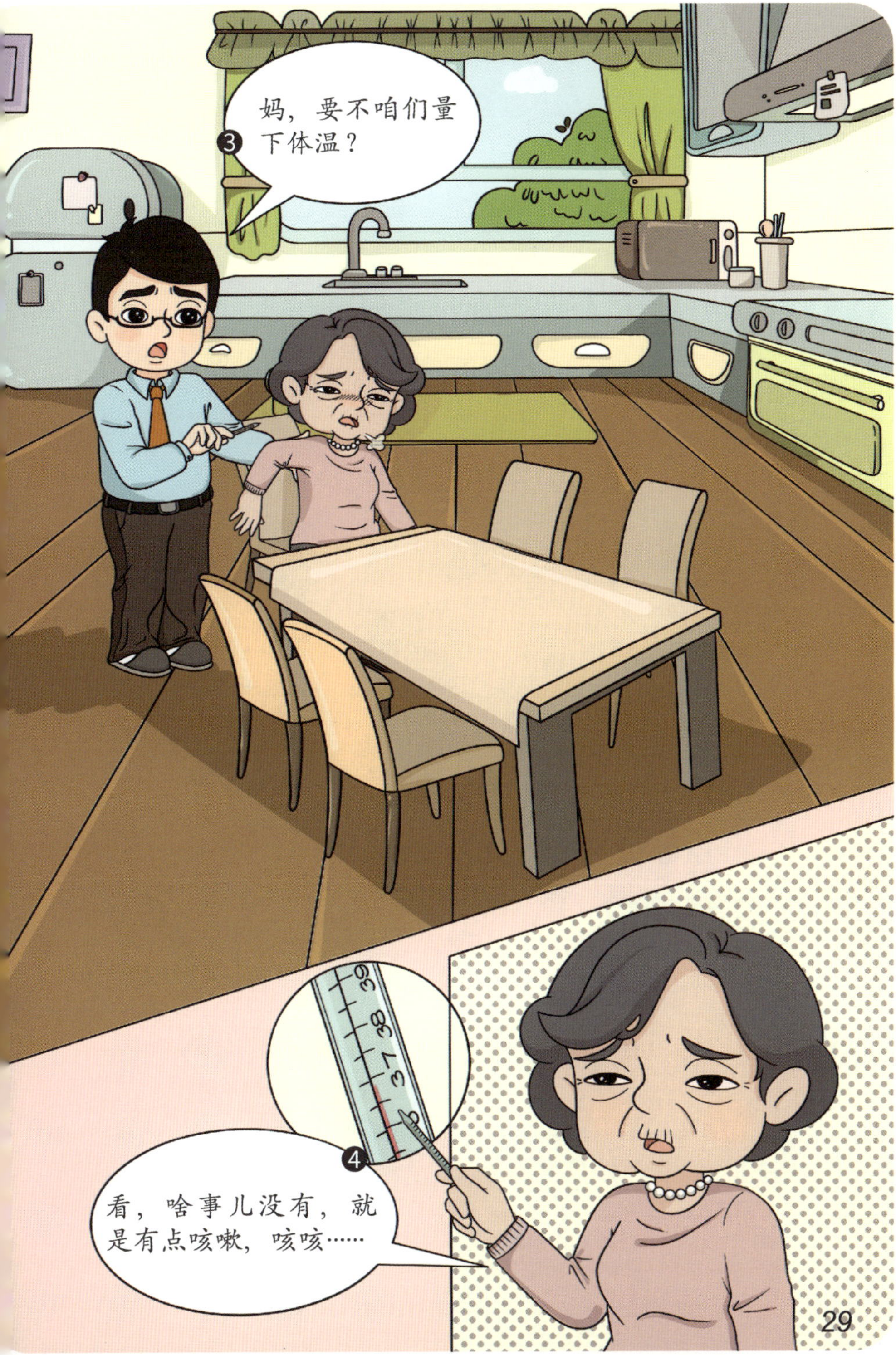
3
妈，要不咱们量下体温？
4
看，啥事儿没有，就是有点咳嗽，咳咳……

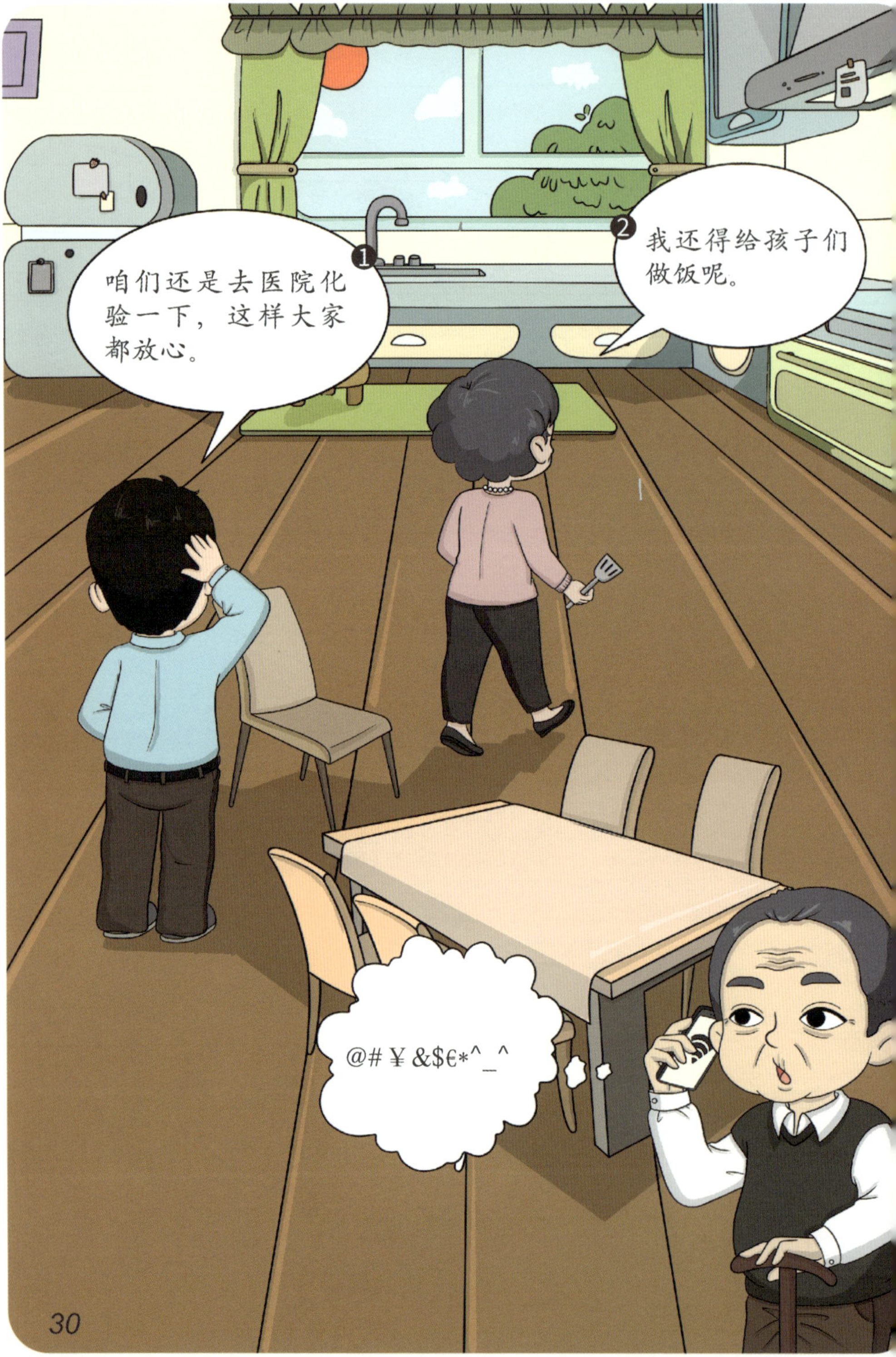
咱们还是去医院化验一下，这样大家都放心。
我还得给孩子们做饭呢。
@#￥&$€*^_^

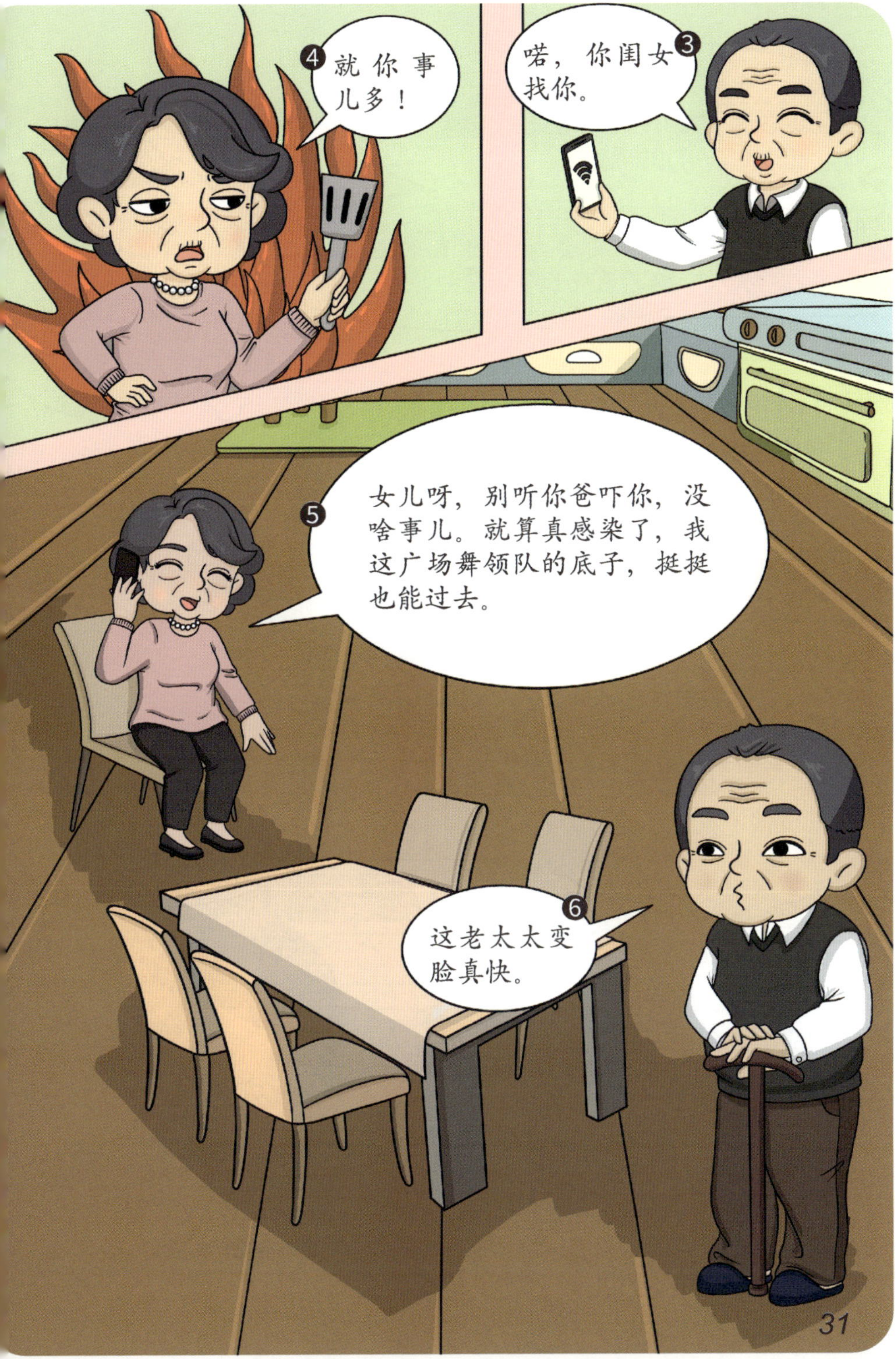
喏，你闺女找你。
就你事儿多！
女儿呀，别听你爸吓你，没啥事儿。就算真感染了，我这广场舞领队的底子，挺挺也能过去。
这老太太变脸真快。

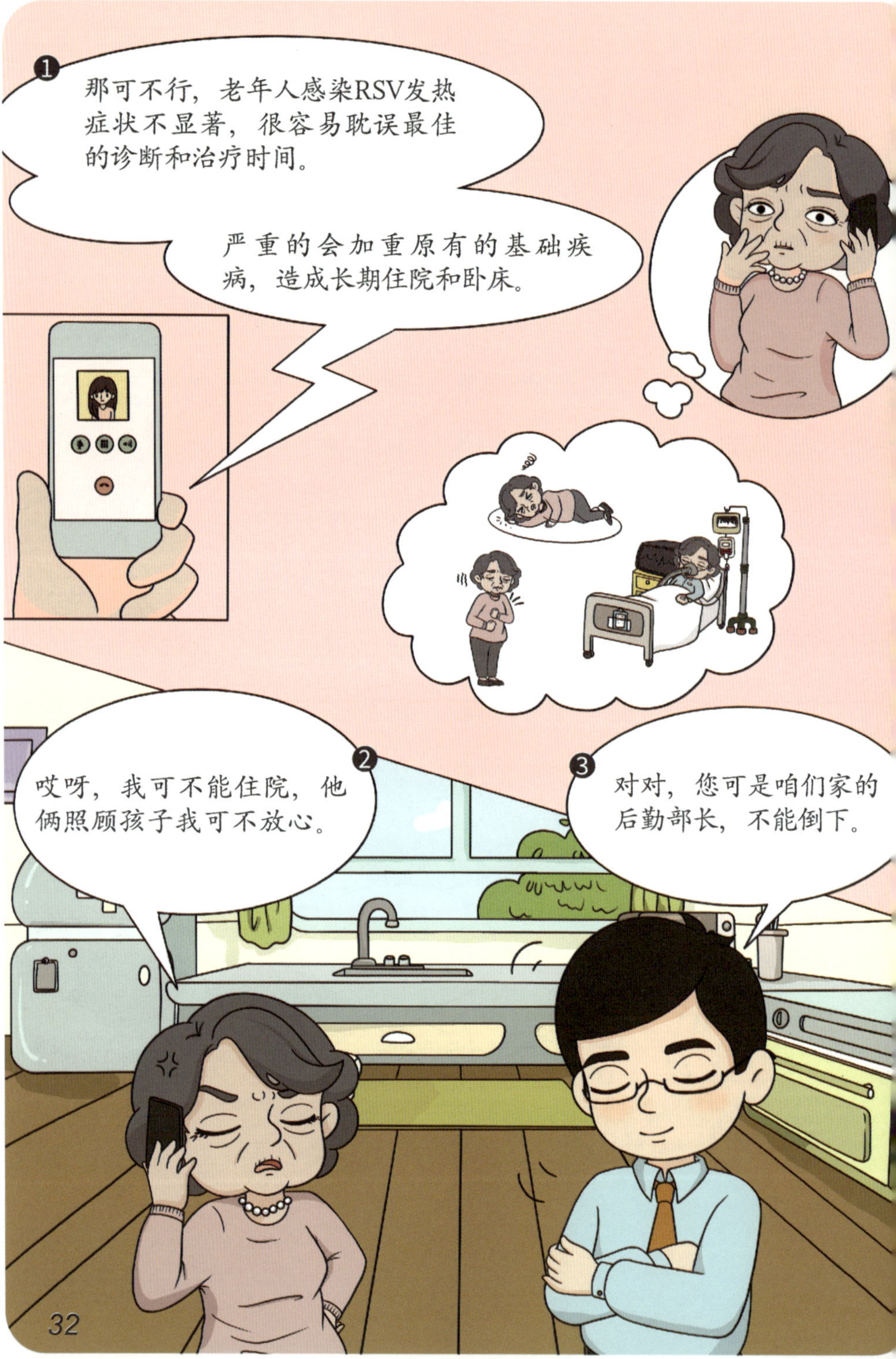
1
那可不行，老年人感染RSV发热症状不显著，很容易耽误最佳的诊断和治疗时间。
严重的会加重原有的基础疾病，造成长期住院和卧床。
2
哎呀，我可不能住院，他俩照顾孩子我可不放心。
3
对对，您可是咱们家的后勤部长，不能倒下。

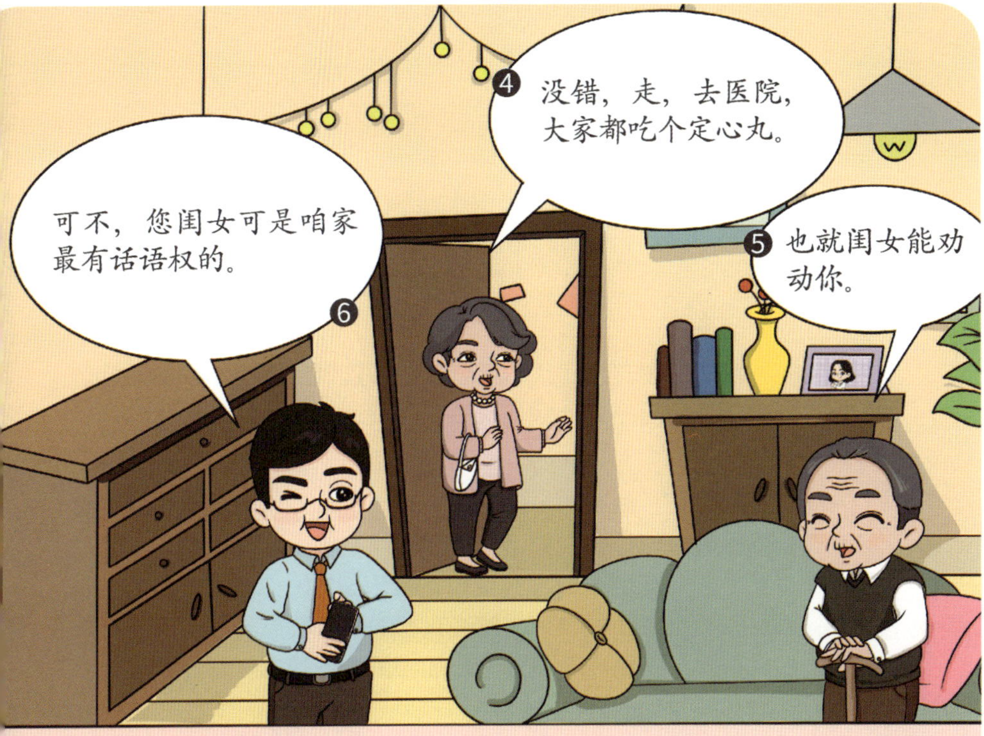
4 没错，走，去医院，大家都吃个定心丸。
5 也就闺女能劝动你。
6 可不，您闺女可是咱家最有话语权的。

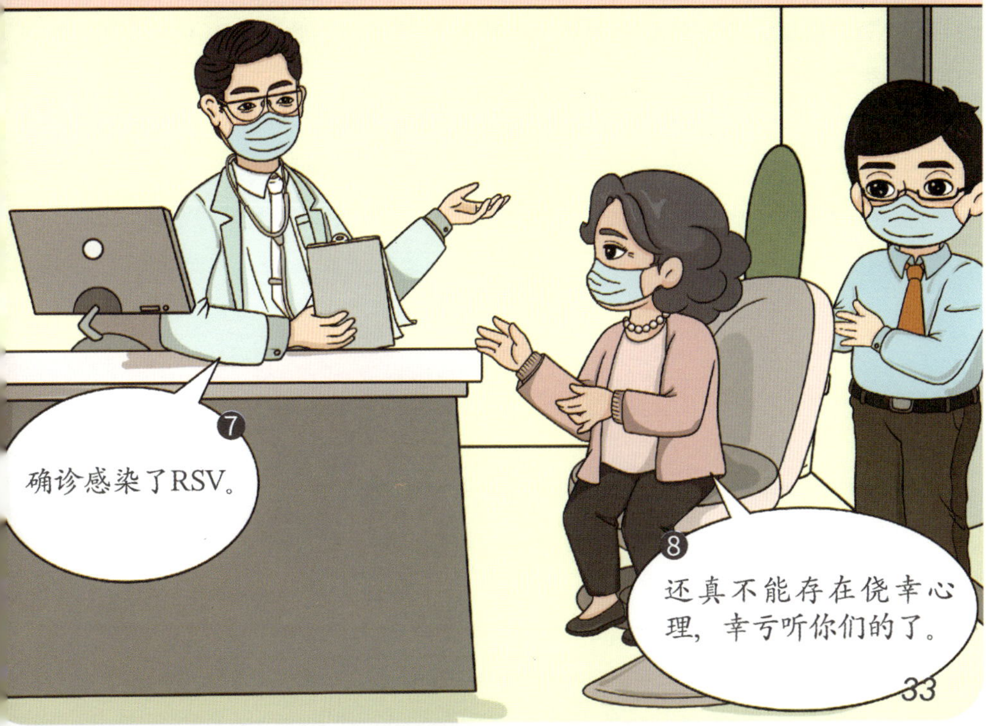
7 确诊感染了RSV。
8 还真不能存在侥幸心理，幸亏听你们的了。

【TIPS】

老年人感染RSV发热症状不显著，容易延误疾病的诊断和治疗。一旦发展为下呼吸道感染，会出现呼吸急促、喘息、低氧血症等临床症状。

除呼吸系统外，感染RSV还可累及其他脏器。中枢神经系统受累可导致中枢性呼吸暂停、癫痫、脑炎和脑膜炎等，头颅影像学、脑电图异常多见，部分病例中枢神经系统可检测到RSV；心血管系统受累可导致心肌受损、心律失常、心肌炎甚至暴发性心肌炎等。其他肺外表现，如皮疹及与抗利尿激素分泌增加相关的低钠血症、肝炎等也有报道。

老年人感染RSV后，可能导致原有基础疾病加重，造成长期住院、卧床、自主活动能力降低、生活质量下降。此外，RSV感染甚至是死亡的归因风险因素之一。

老少baby我最爱

——感染RSV的高危人群

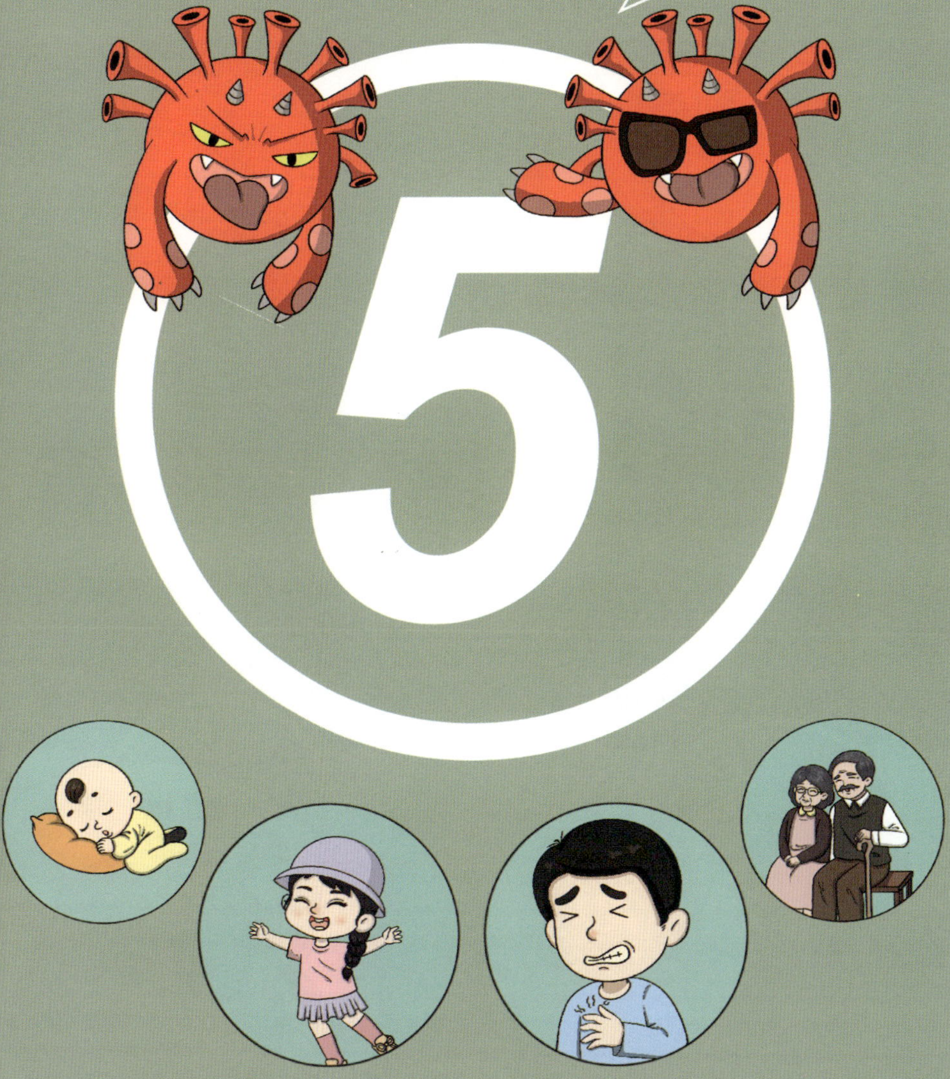

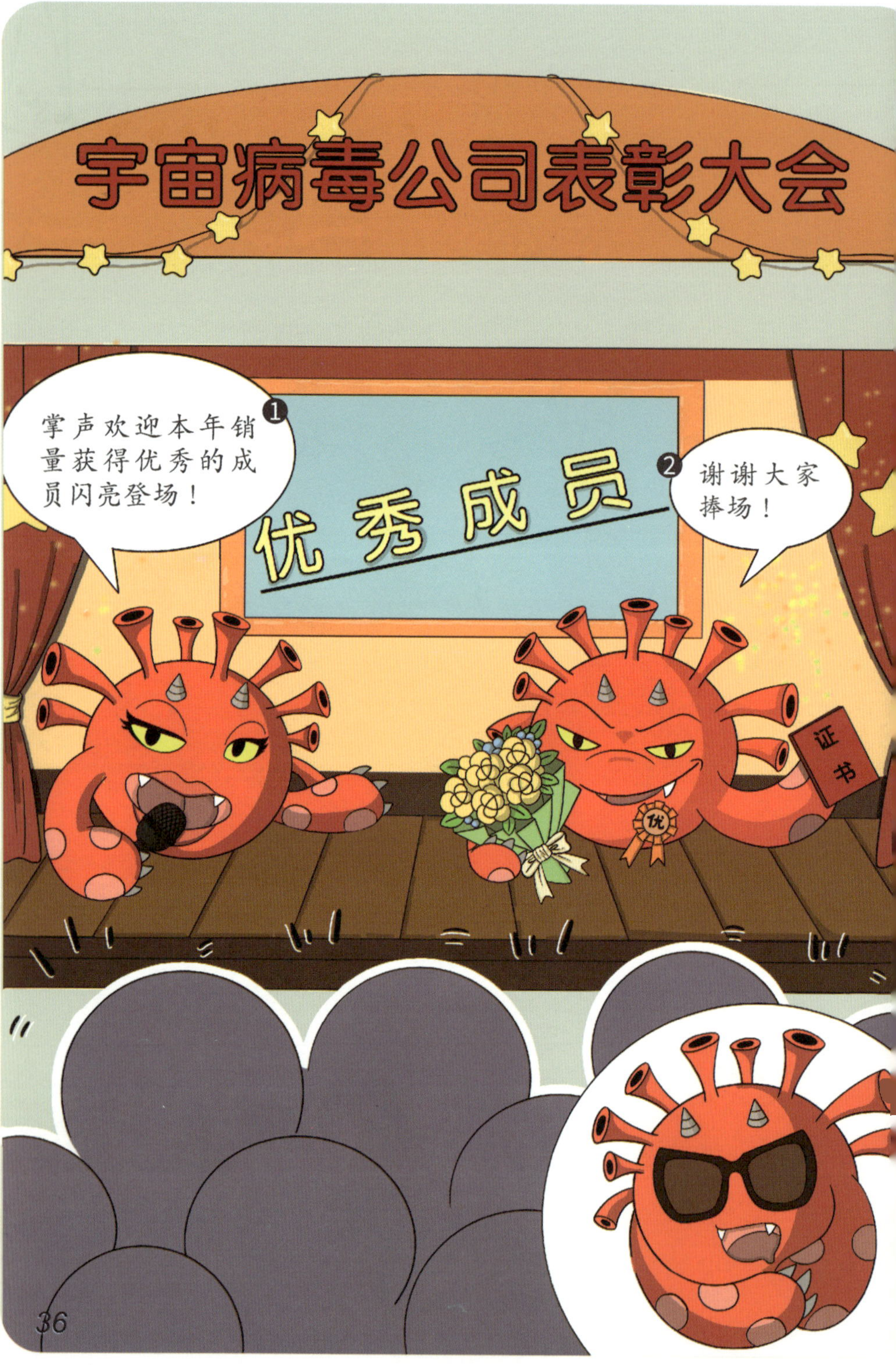
宇宙病毒公司表彰大会
优秀成员
掌声欢迎本年销量获得优秀的成员闪亮登场！
谢谢大家捧场！
证书
优

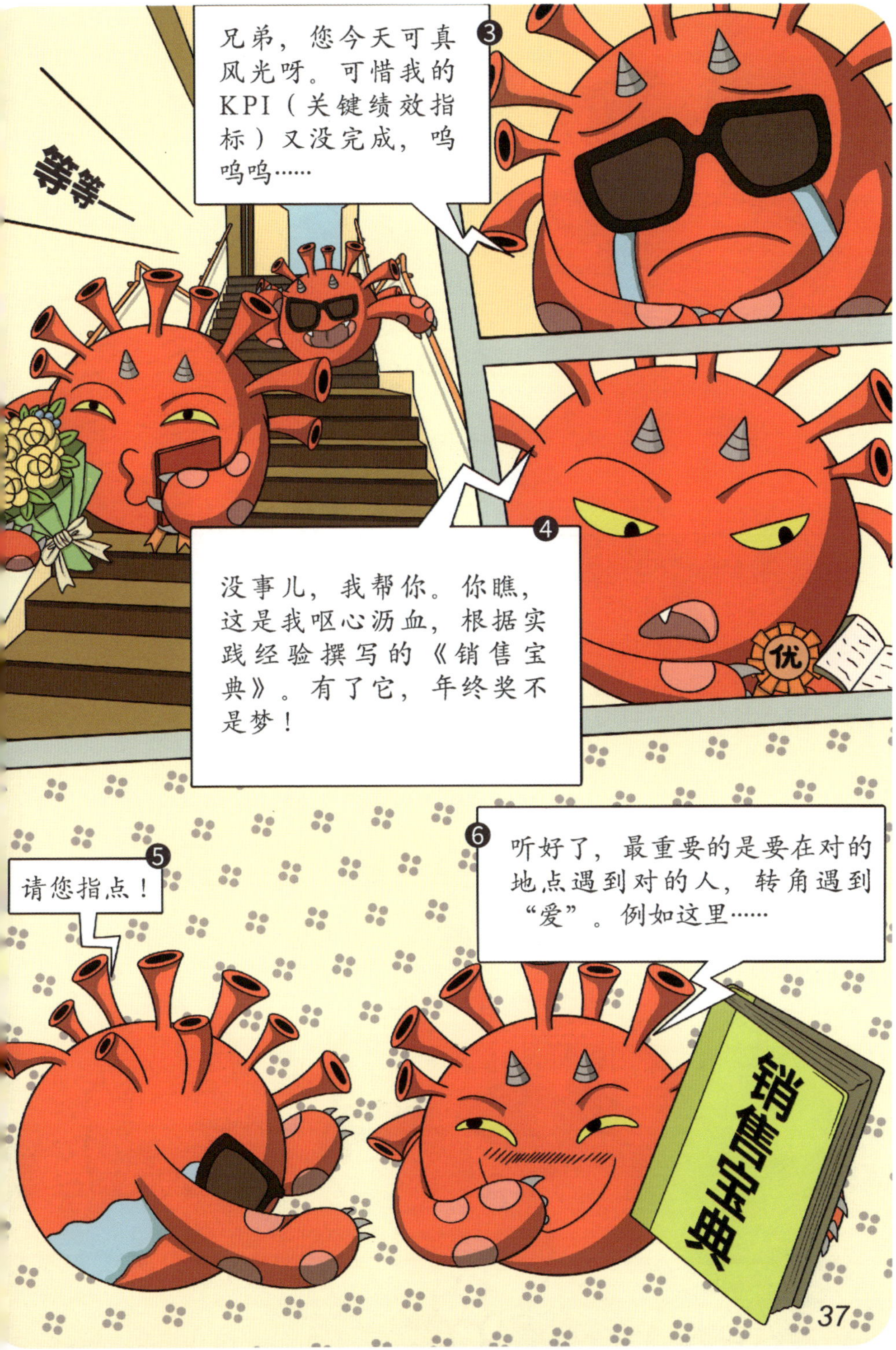
等等——
兄弟，您今天可真风光呀。可惜我的KPI（关键绩效指标）又没完成，呜呜呜……
没事儿，我帮你。你瞧，这是我呕心沥血，根据实践经验撰写的《销售宝典》。有了它，年终奖不是梦！
优
请您指点！
听好了，最重要的是要在对的地点遇到对的人，转角遇到“爱”。例如这里……
销售宝典

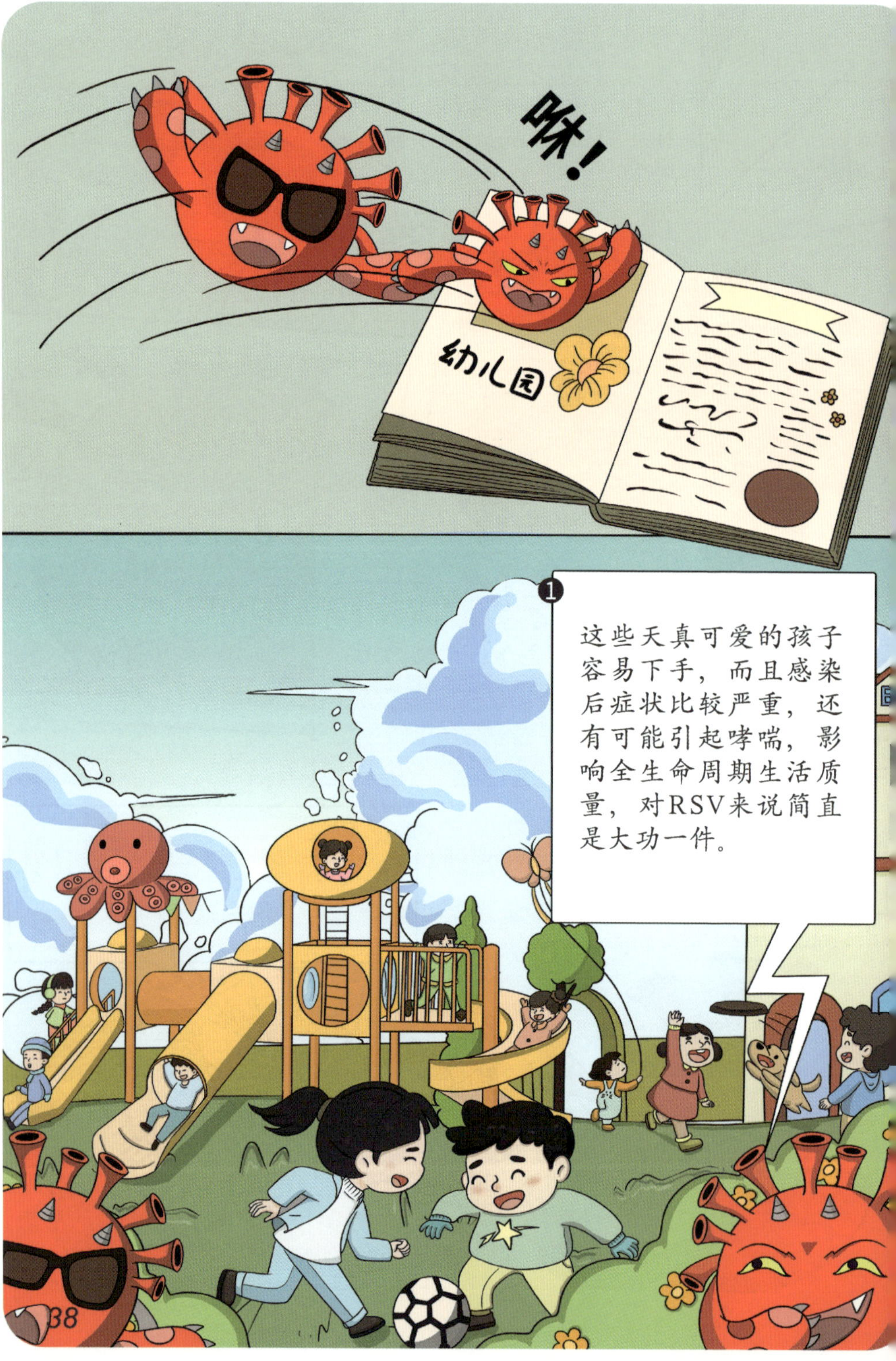
咻!
幼儿园
这些天真可爱的孩子容易下手，而且感染后症状比较严重，还有可能引起哮喘，影响全生命周期生活质量，对RSV来说简直是大功一件。

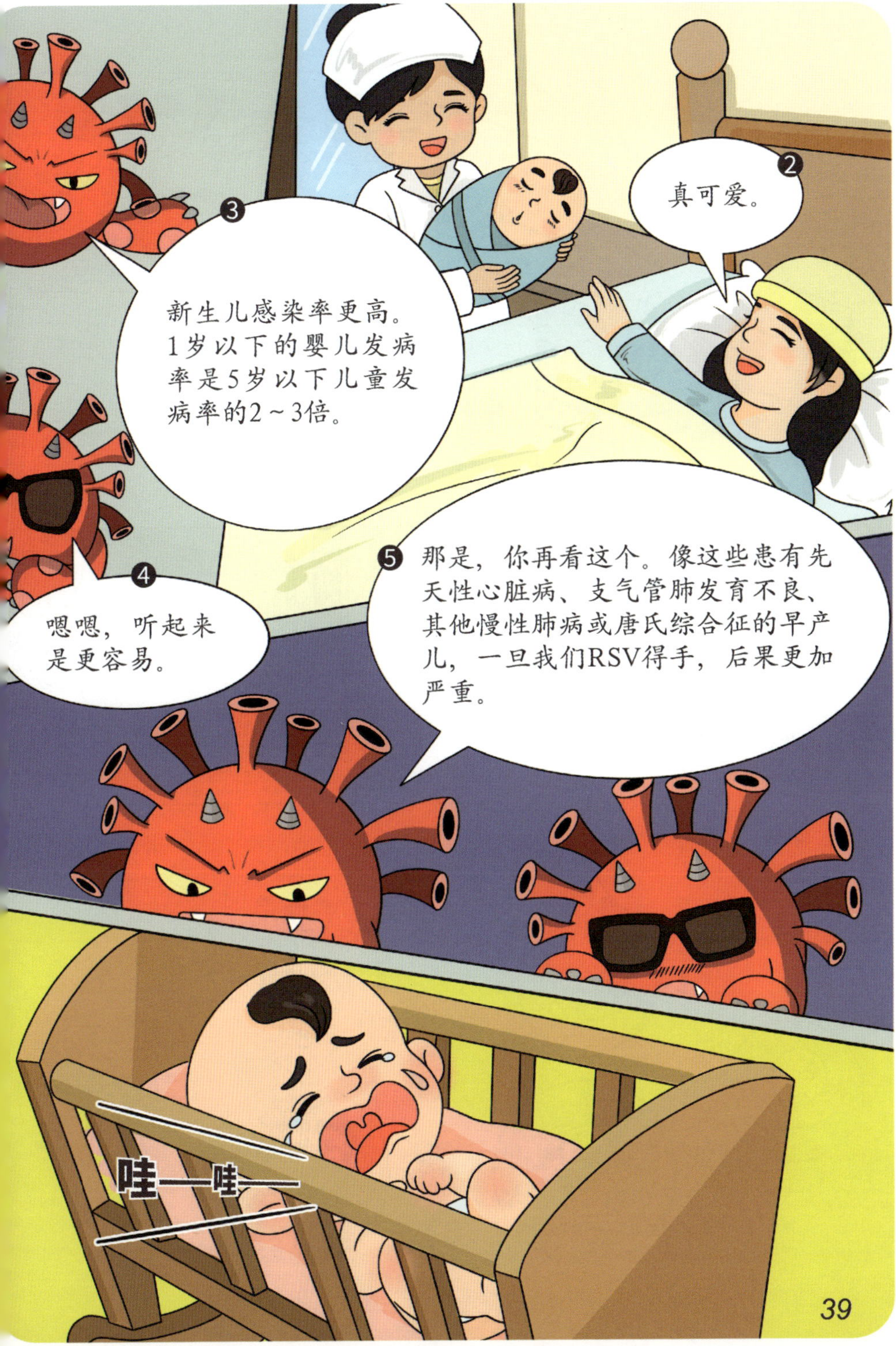

真可爱。
新生儿感染率更高。1岁以下的婴儿发病率是5岁以下儿童发病率的2～3倍。
嗯嗯，听起来是更容易。
那是，你再看这个。像这些患有先天性心脏病、支气管肺发育不良、其他慢性肺病或唐氏综合征的早产儿，一旦我们RSV得手，后果更加严重。
哇——哇——

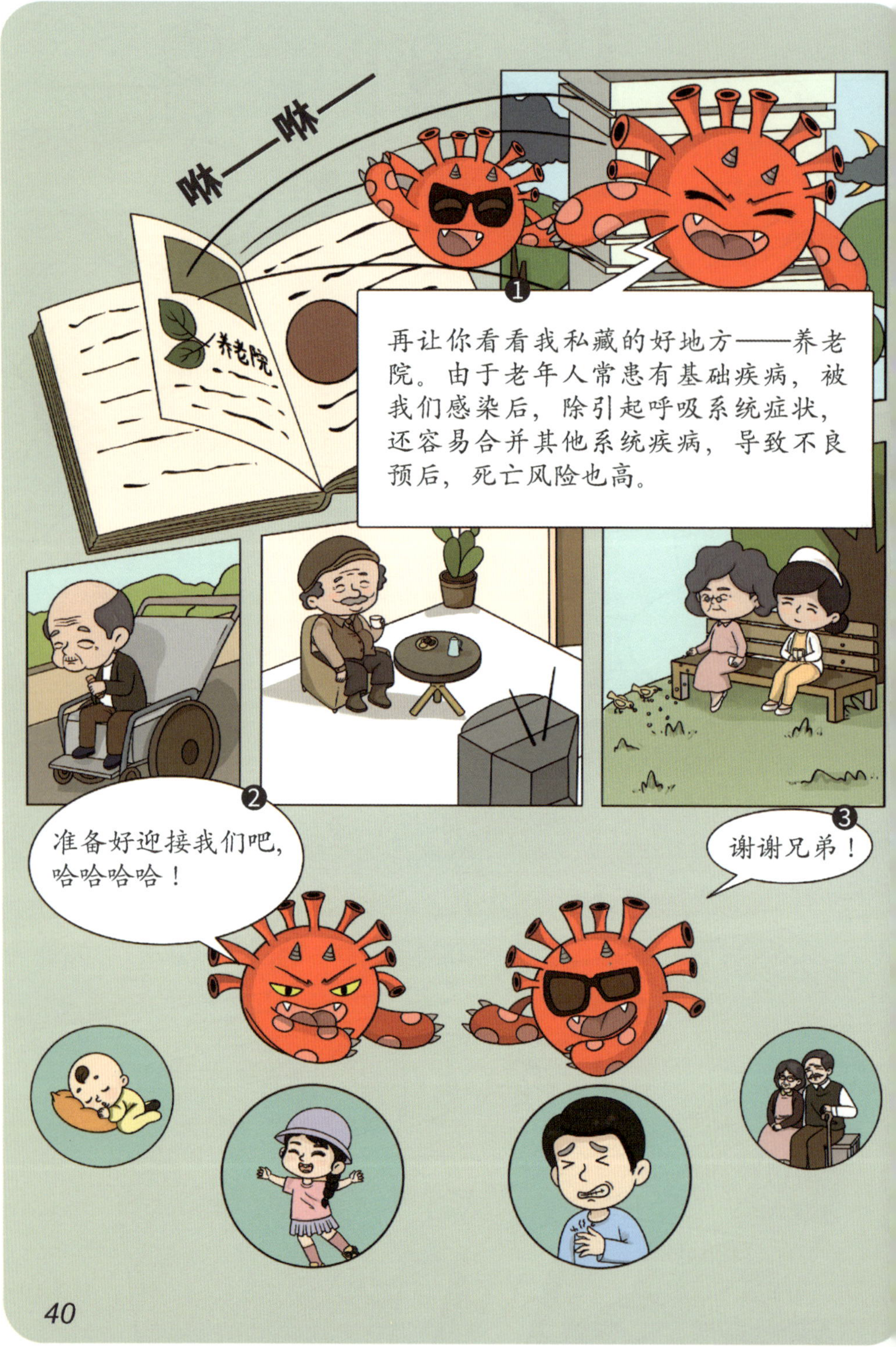
咻——咻——
养老院
1
再让你看看我私藏的好地方——养老院。由于老年人常患有基础疾病，被我们感染后，除引起呼吸系统症状，还容易合并其他系统疾病，导致不良预后，死亡风险也高。
2
准备好迎接我们吧，哈哈哈哈！
3
谢谢兄弟！

【TIPS】

RSV感染在儿童中的发病率高，疾病负担重，且儿童感染RSV后还可能与后期喘息以及哮喘类症状的发生存在关联，影响全生命周期生活质量。5岁以下儿童RSV感染的疾病负担表现为年龄越低疾病负担越重。1岁以下婴儿RSV相关急性下呼吸道感染的发病率最高，是5岁以下儿童发病率的2～3倍。

早产儿、基础疾病患者及共病人群感染RSV后可能加重原有疾病，导致不良临床结局的发生。患有先天性心脏病、支气管肺发育不良、其他慢性肺病或唐氏综合征的早产儿感染RSV后出现严重后果的风险更高。

RSV在60岁以上急性呼吸道感染患者中的检出率最高。有研究显示，RSV在养老院非流行期的检出率为1.1%～10.8%；当养老院暴发RSV疫情时，RSV检出率可高达12.9%～13.5%，RSV相关肺炎的发病率可达4.8%～41.2%。在50岁以上老年RSV患者中，几乎一半的住院患者有心血管基础疾病，这些患者发生急性心血管事件的风险高。

是的，长官！

——感染RSV后的家庭护理

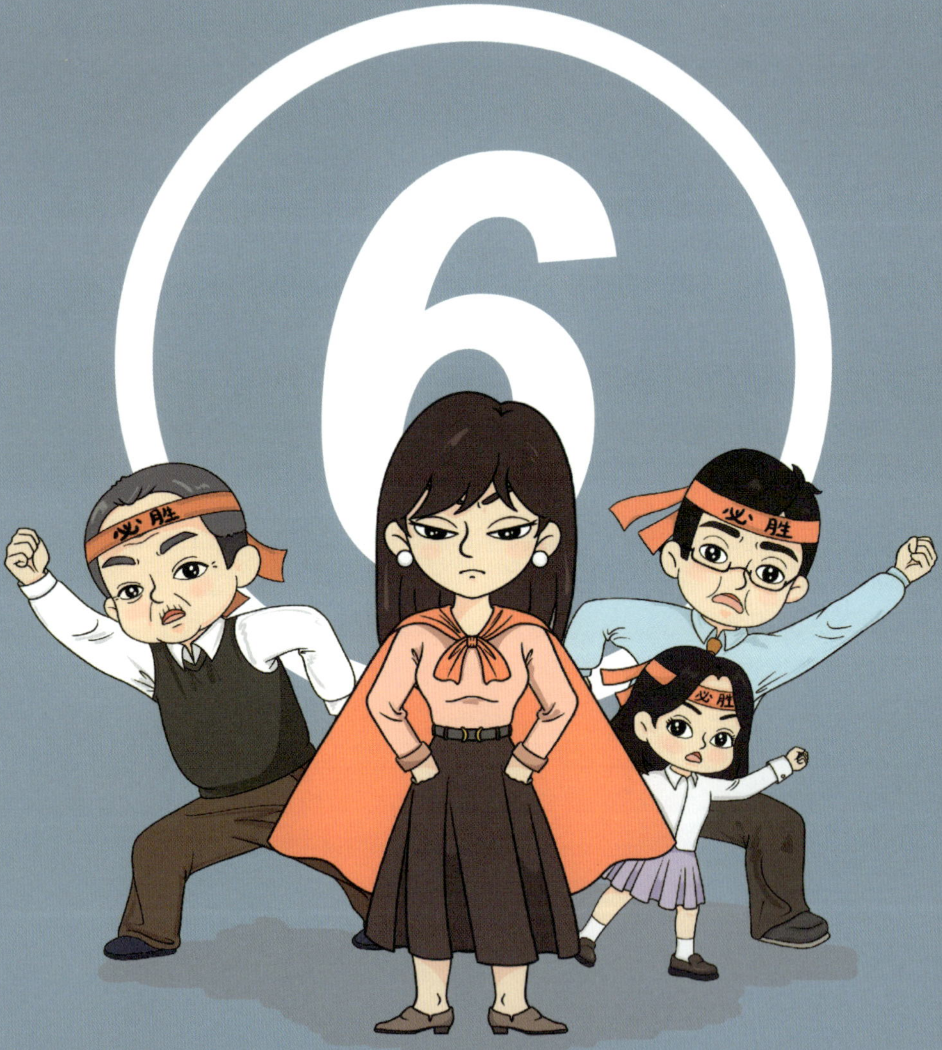

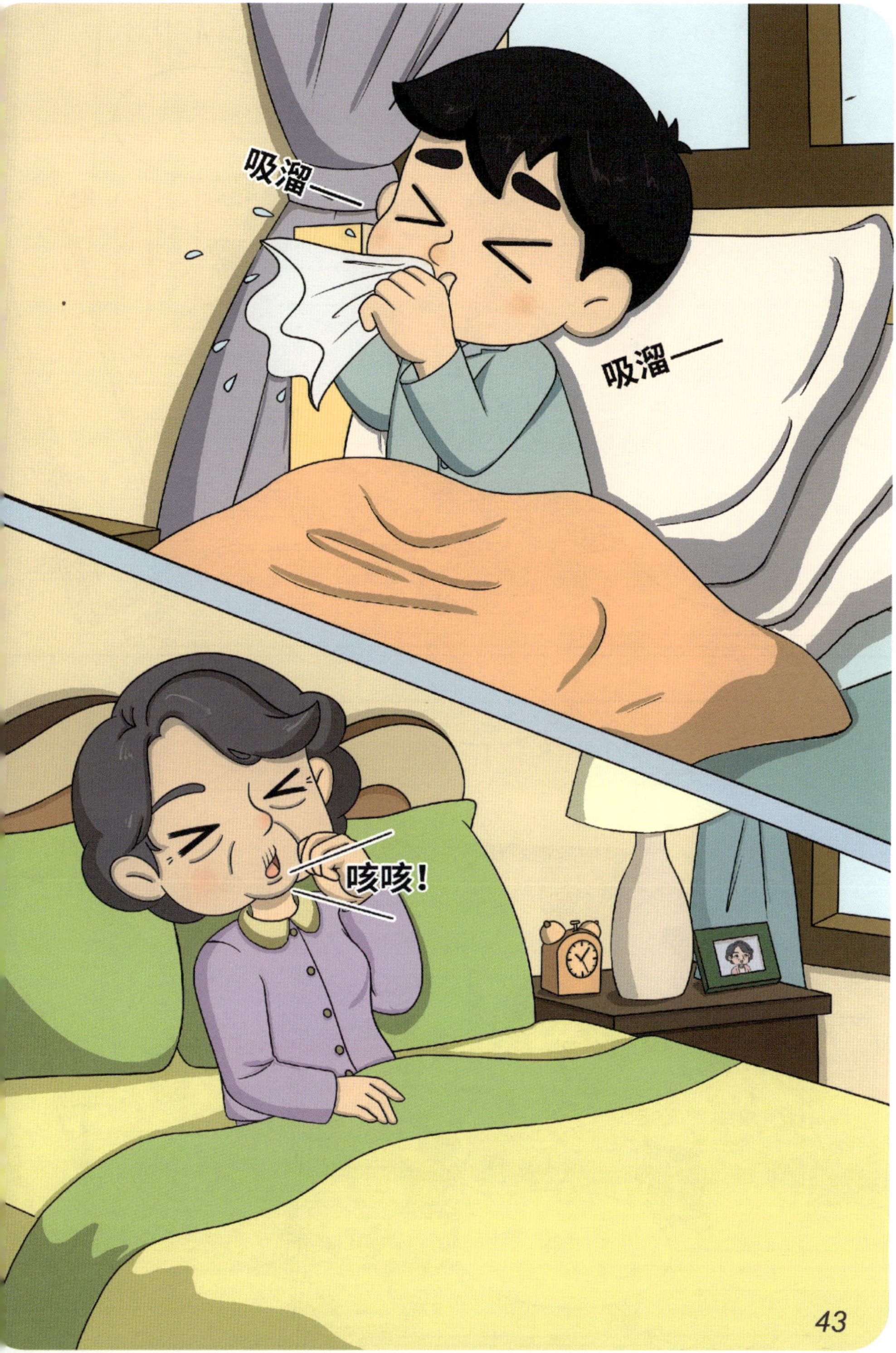
吸溜——
吸溜——
咳咳！

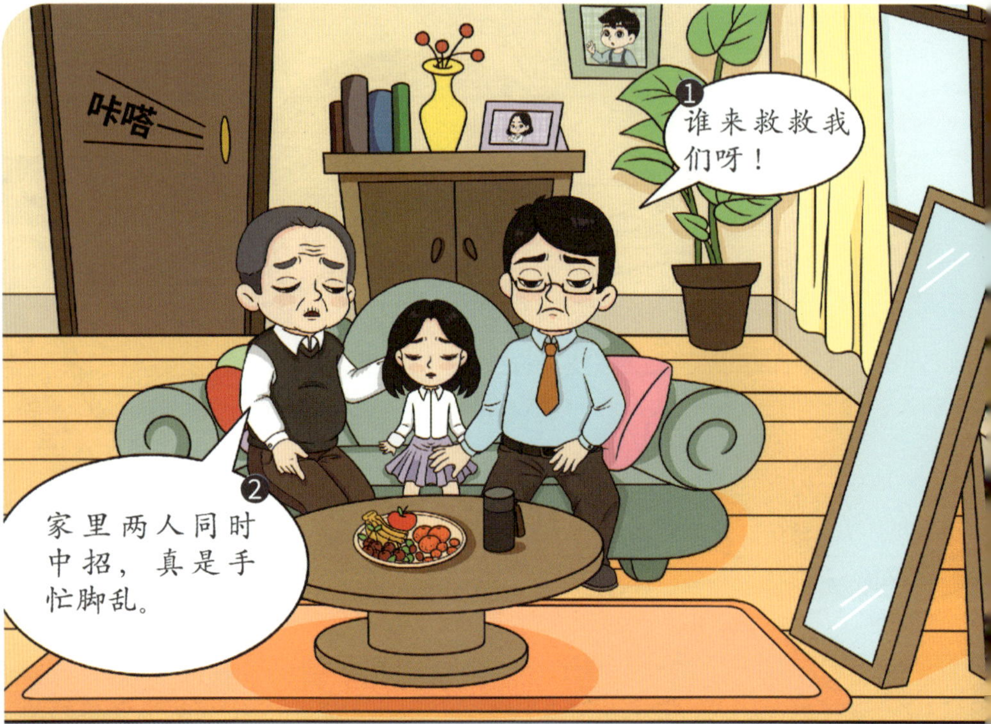
咔嗒
1 谁来救救我们呀！
2 家里两人同时中招，真是手忙脚乱。

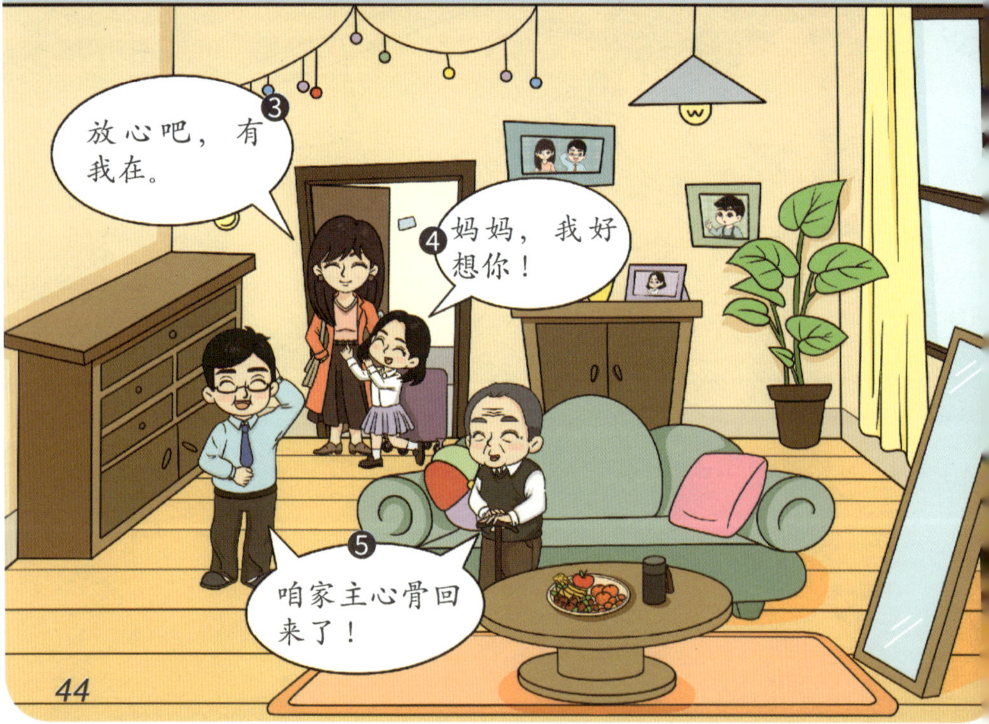
3 放心吧，有我在。
4 妈妈，我好想你！
5 咱家主心骨回来了！

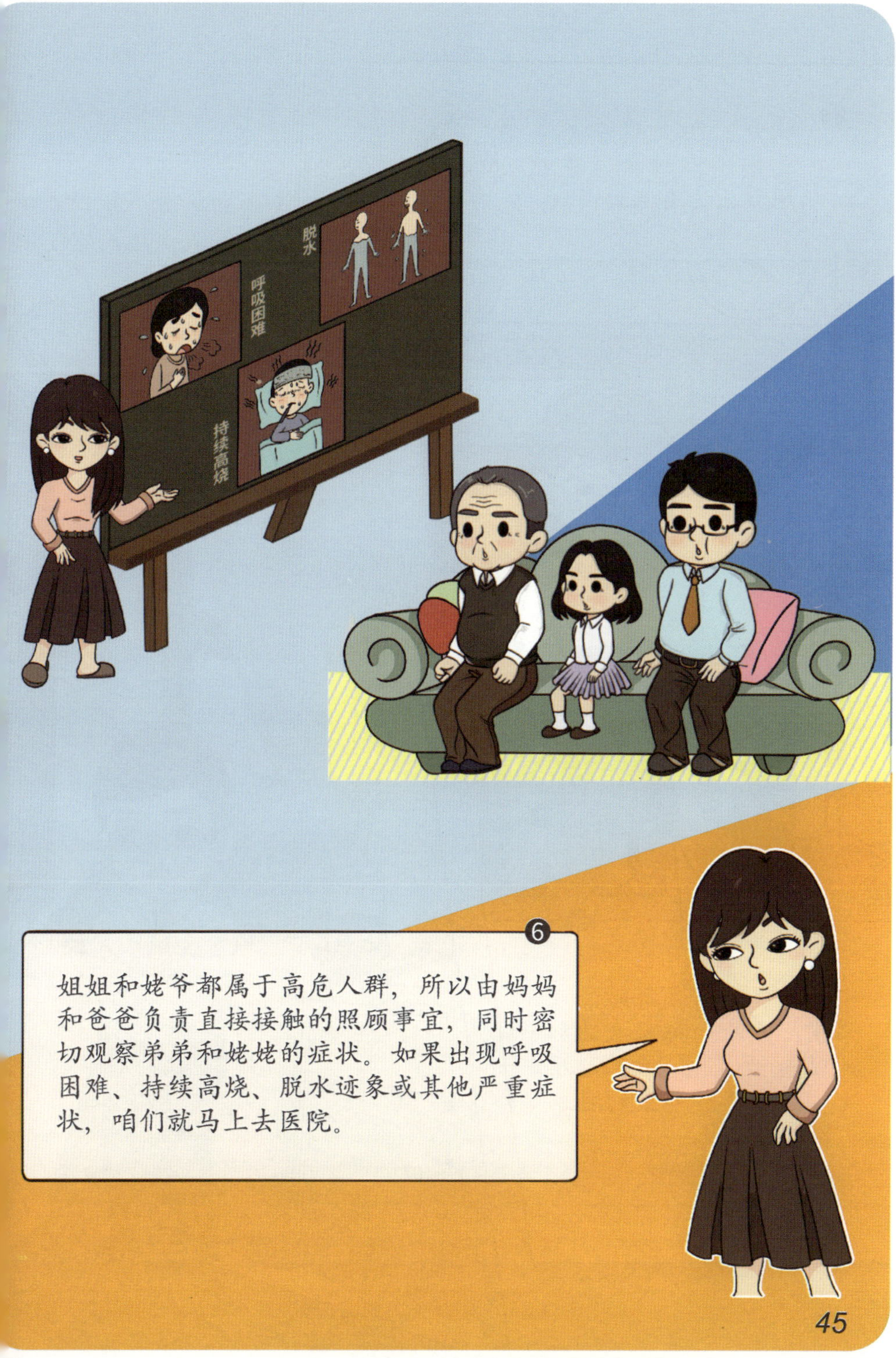

脱水
呼吸困难
持续高烧
6
姐姐和姥爷都属于高危人群，所以由妈妈和爸爸负责直接接触的照顾事宜，同时密切观察弟弟和姥姥的症状。如果出现呼吸困难、持续高烧、脱水迹象或其他严重症状，咱们就马上去医院。

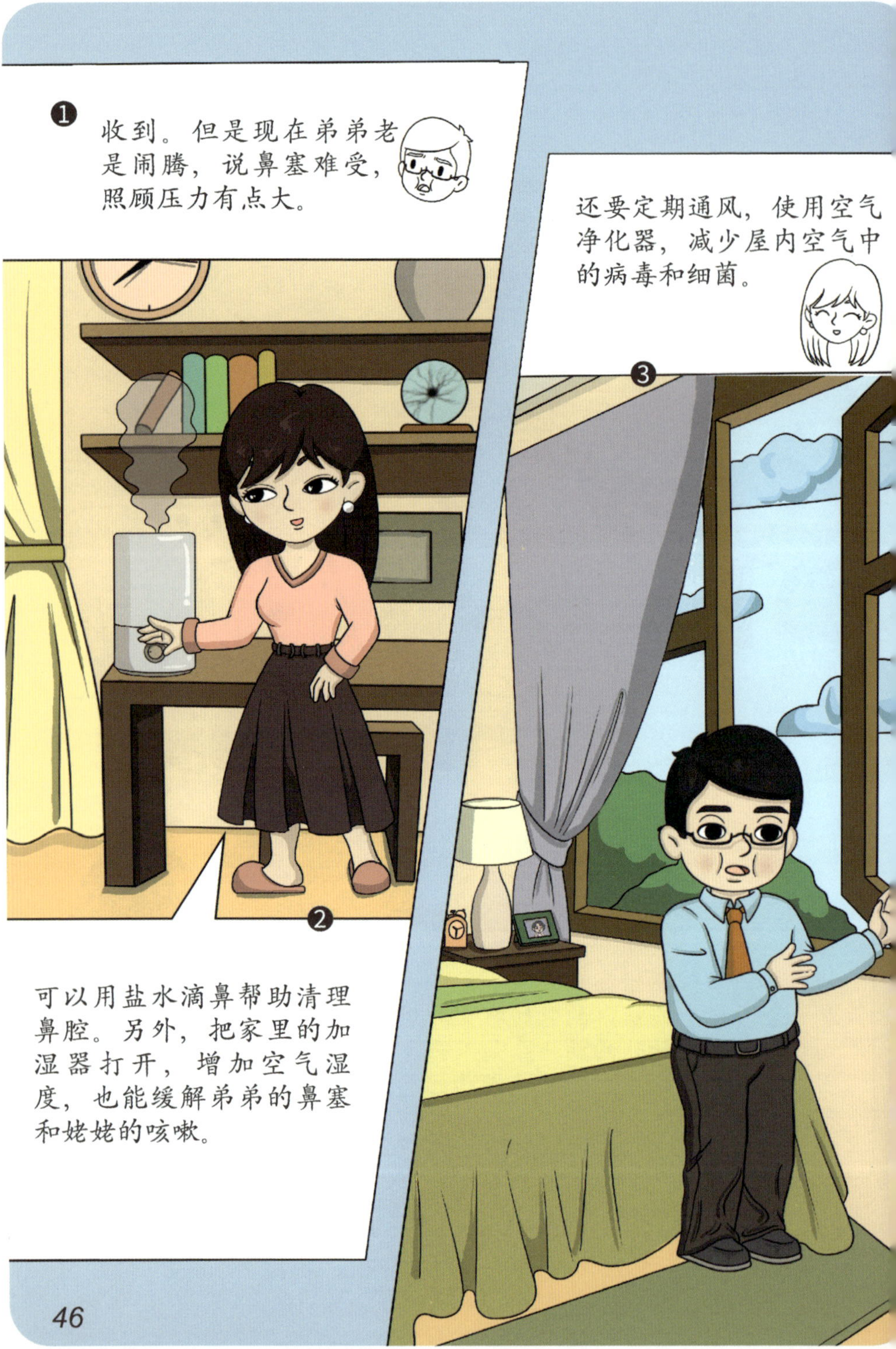
❶
收到。但是现在弟弟老是闹腾，说鼻塞难受，照顾压力有点大。
❷
可以用盐水滴鼻帮助清理鼻腔。另外，把家里的加湿器打开，增加空气湿度，也能缓解弟弟的鼻塞和姥姥的咳嗽。
❸
还要定期通风，使用空气净化器，减少屋内空气中的病毒和细菌。

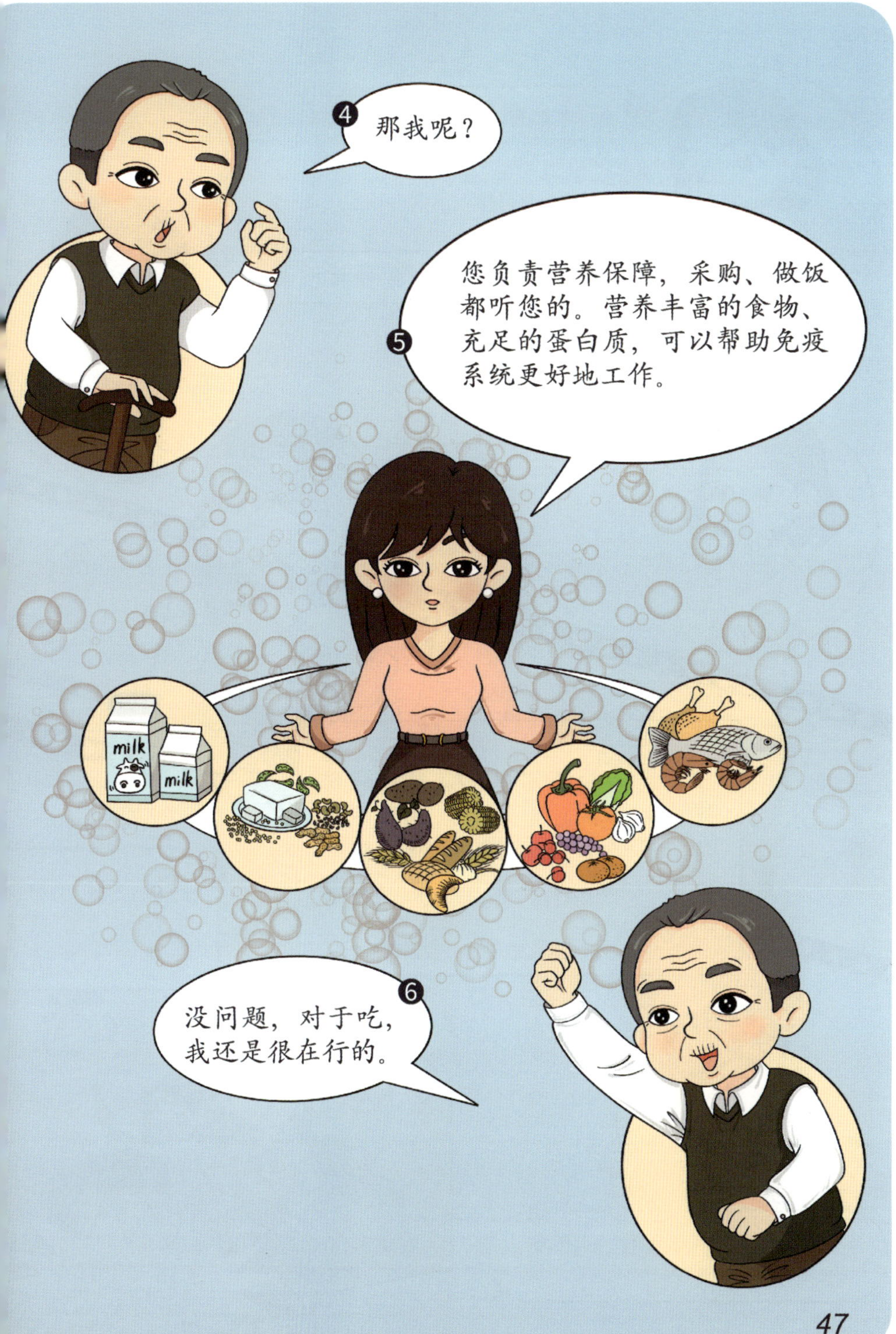
4 那我呢？
5 您负责营养保障，采购、做饭都听您的。营养丰富的食物、充足的蛋白质，可以帮助免疫系统更好地工作。
milk
milk
6 没问题，对于吃，我还是很在行的。

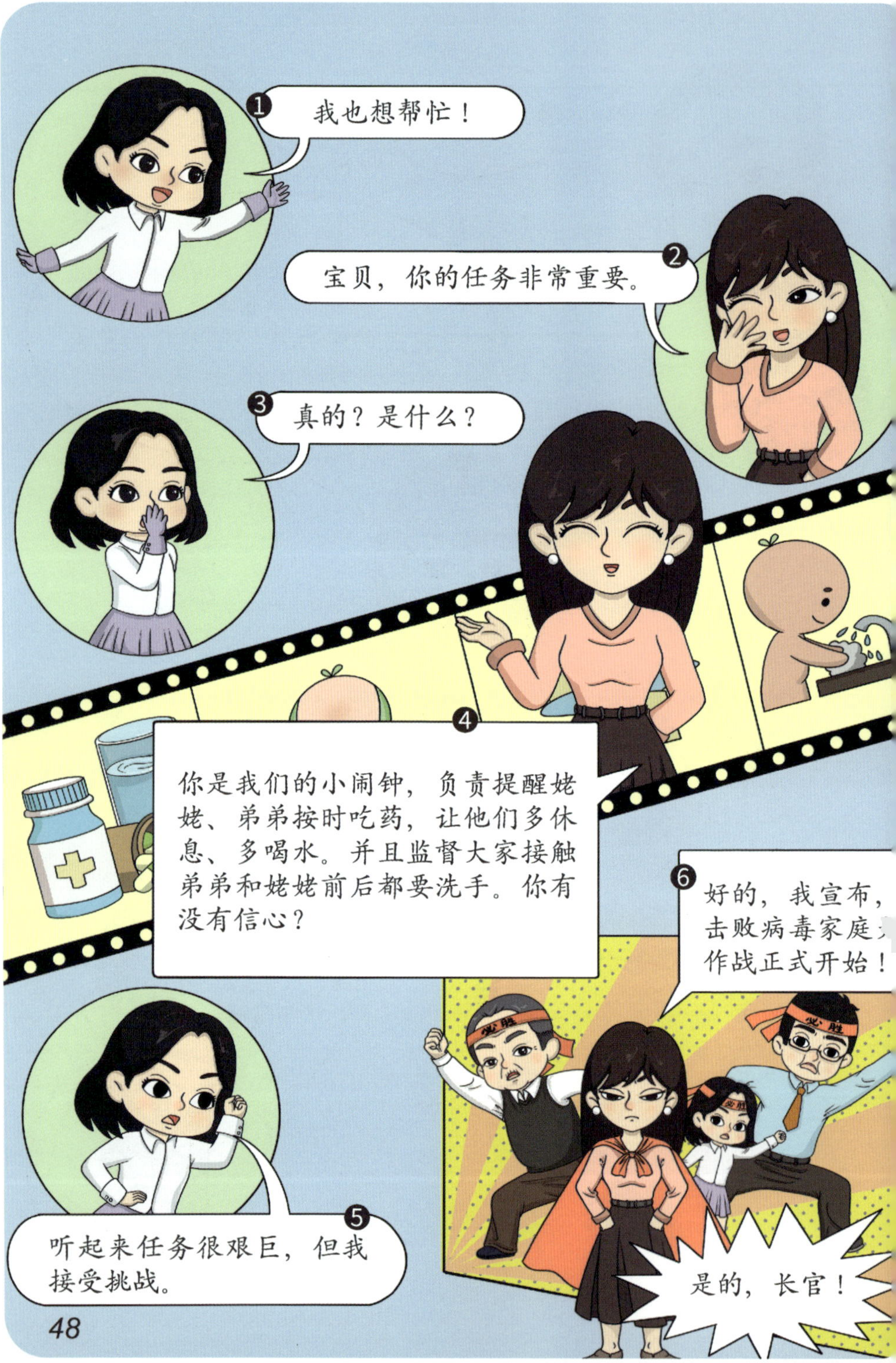
我也想帮忙！
宝贝，你的任务非常重要。
真的？是什么？
你是我们的小闹钟，负责提醒姥姥、弟弟按时吃药，让他们多休息、多喝水。并且监督大家接触弟弟和姥姥前后都要洗手。你有没有信心？
听起来任务很艰巨，但我接受挑战。
好的，我宣布，击败病毒家庭
作战正式开始！
是的，长官！

【TIPS】

感染RSV后，应注意以下几点

1. 充足饮水：确保喝足够的水，以防脱水，尤其是当有发热或咳嗽等症状时。

2. 营养饮食：食用营养丰富的食物，补充蛋白质，以支持免疫系统。

3. 充分休息：保证足够的休息时间，有助于身体恢复。

4. 使用加湿器：可以增加空气湿度，有助于缓解鼻塞和咳嗽。

5. 保持空气清洁：定期通风，使用空气净化器，帮助减少室内空气中的病毒和细菌。

6. 避免烟草烟雾：确保患者远离烟草烟雾和其他刺激物，因为这些会加重呼吸道症状。

7. 缓解鼻塞：使用盐水或鼻吸器清理鼻腔（用3%高渗盐水雾化也可改善临床症状）。

8 退热药物：如果患者发热，可以在医生指导下给予适量的对乙酰氨基酚或布洛芬。

9 避免密切接触：如果家中有其他孩子或成人感染了RSV，应尽量限制他们之间的接触，以防止病毒传播。

10 观察症状：密切观察患者症状，如果出现呼吸困难、持续高烧、脱水迹象或其他严重症状，应立即就医。

11 遵医嘱：按照医嘱服药，并遵循医生的治疗建议。

12 保持良好的个人卫生：经常洗手，尤其是在接触患者前后，以减少病毒的传播。

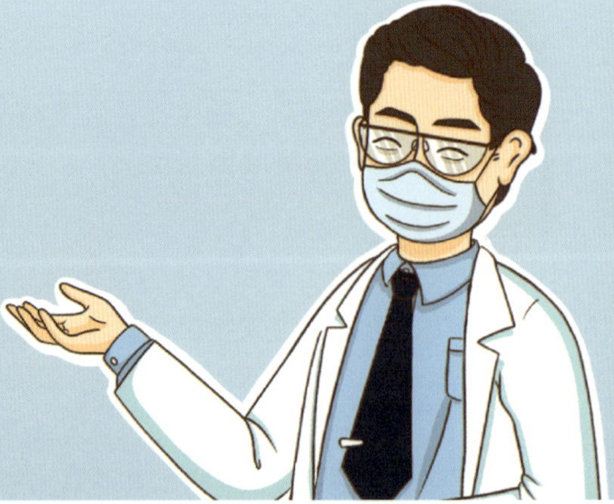

呼吸道合胞病毒与流感病毒大作战

7

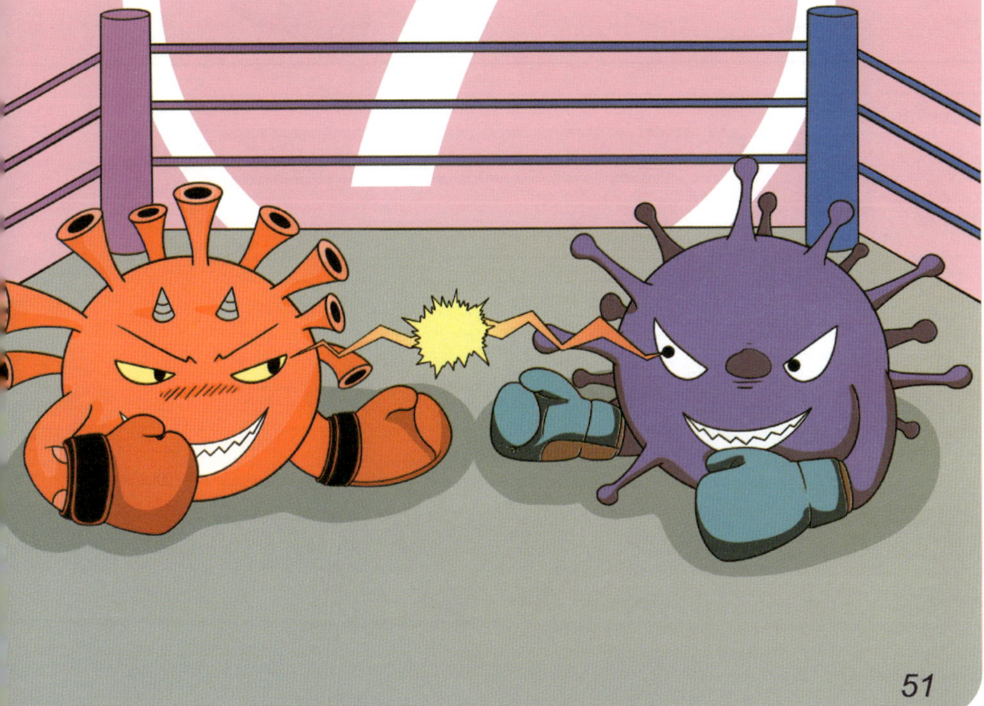

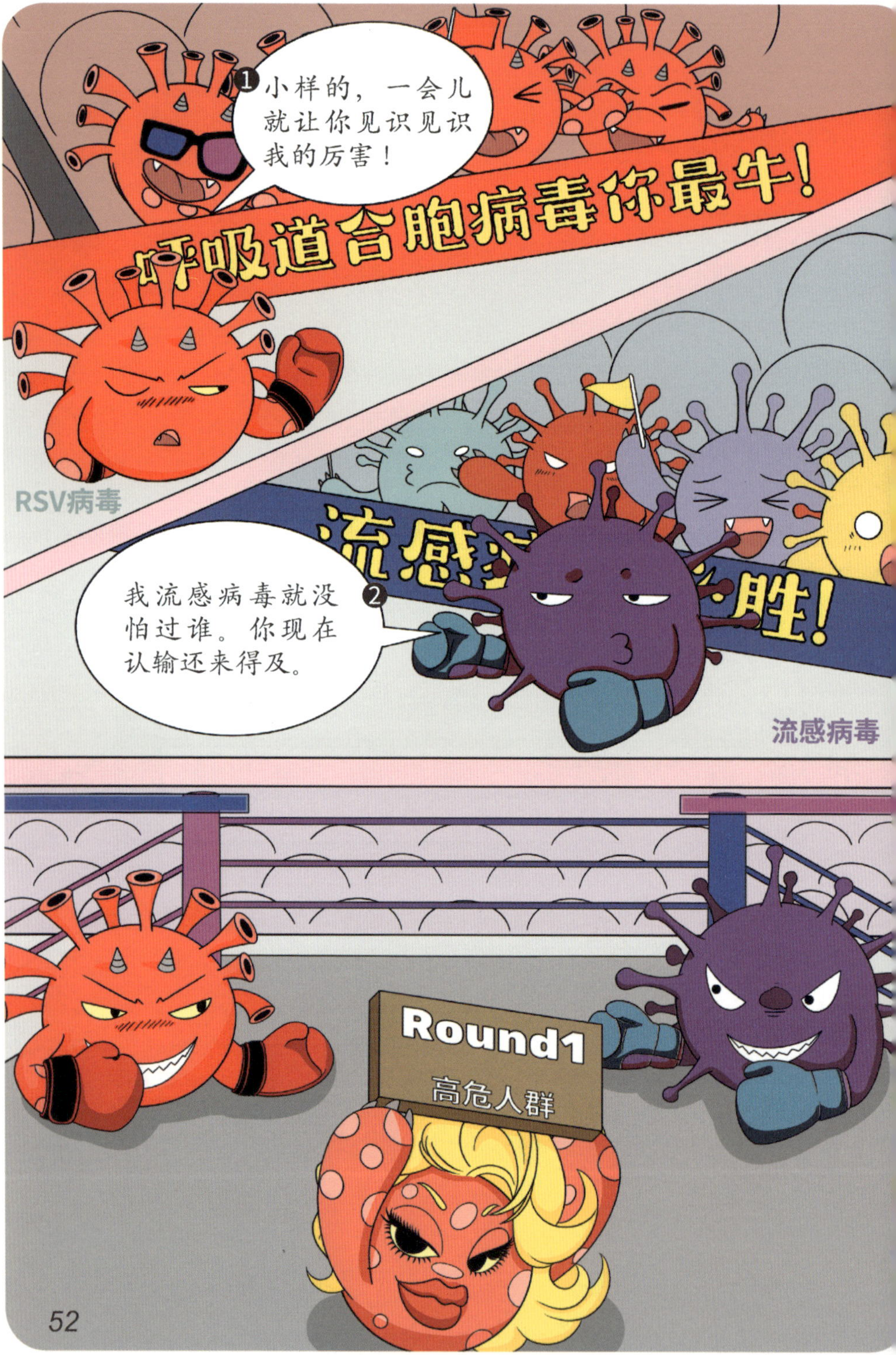
小样的，一会儿就让你见识见识我的厉害！
呼吸道合胞病毒你最牛！
RSV病毒
流感
胜！
我流感病毒就没怕过谁。你现在认输还来得及。
流感病毒
Round1
高危人群

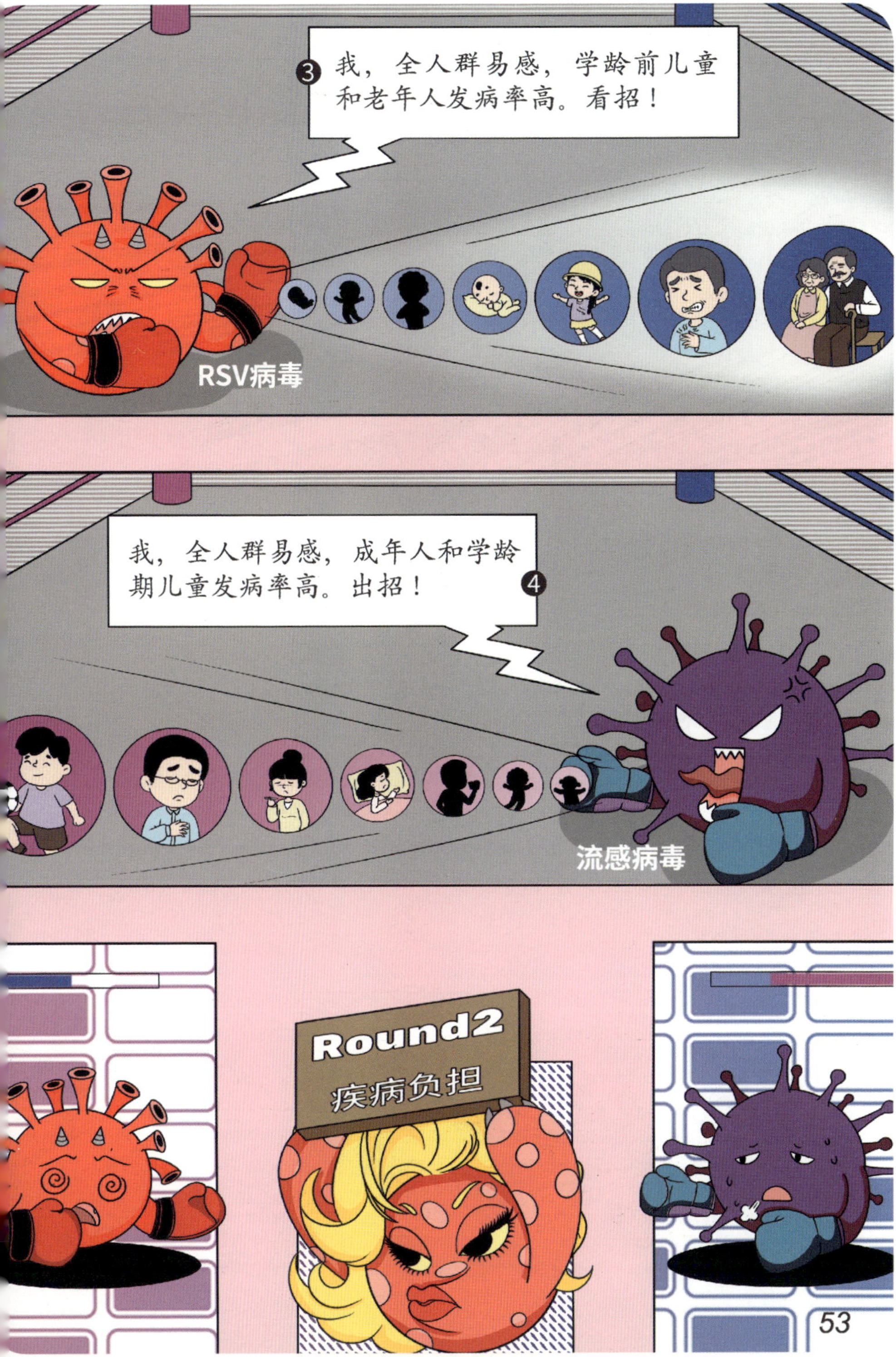
3 我，全人群易感，学龄前儿童和老年人发病率高。看招！
RSV病毒
我，全人群易感，成年人和学龄期儿童发病率高。出招！4
流感病毒
Round2
疾病负担

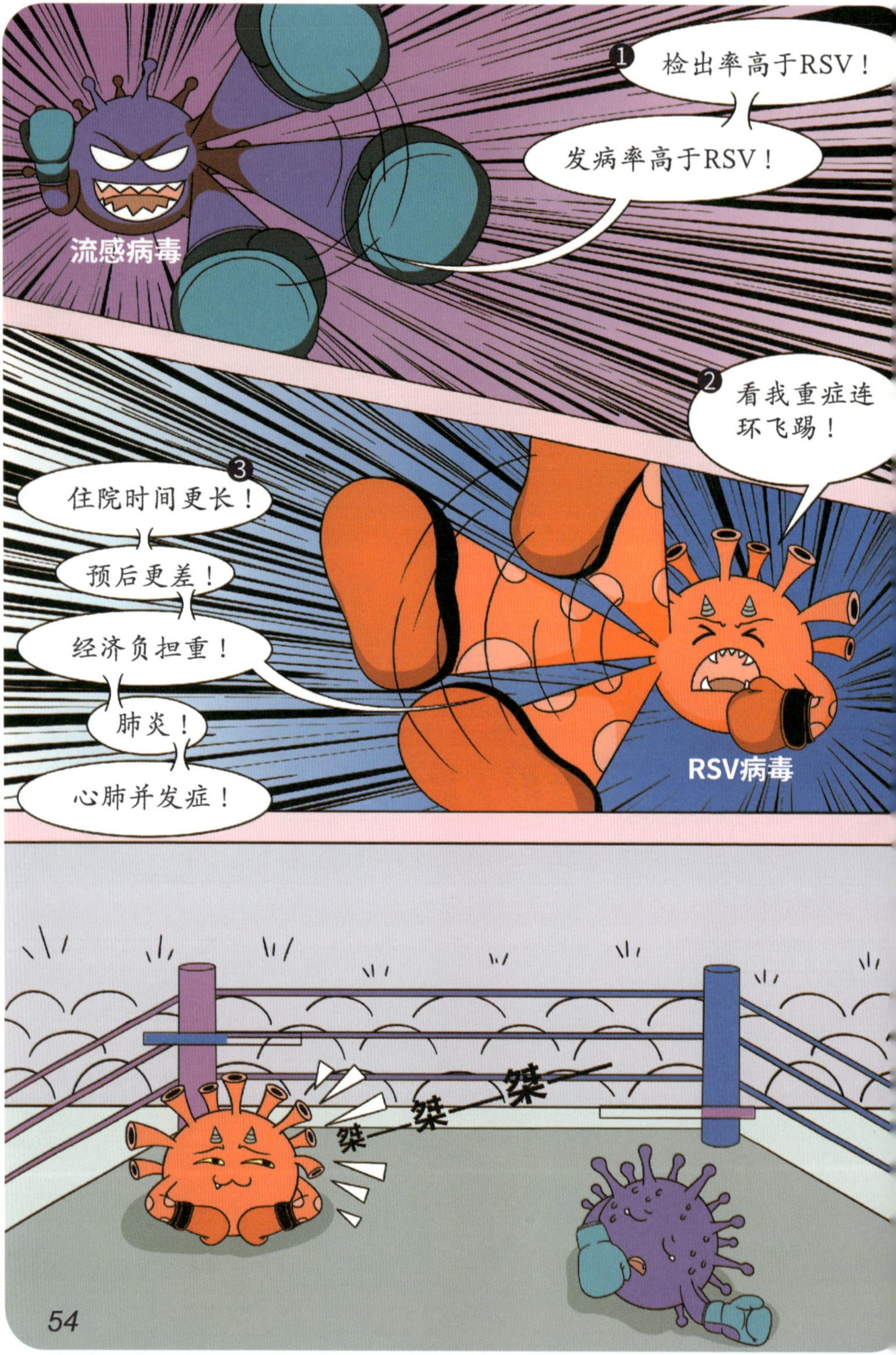

流感病毒
检出率高于RSV！
发病率高于RSV！
看我重症连环飞踢！
住院时间更长！
预后更差！
经济负担重！
肺炎！
心肺并发症！
RSV病毒
桀
桀
桀

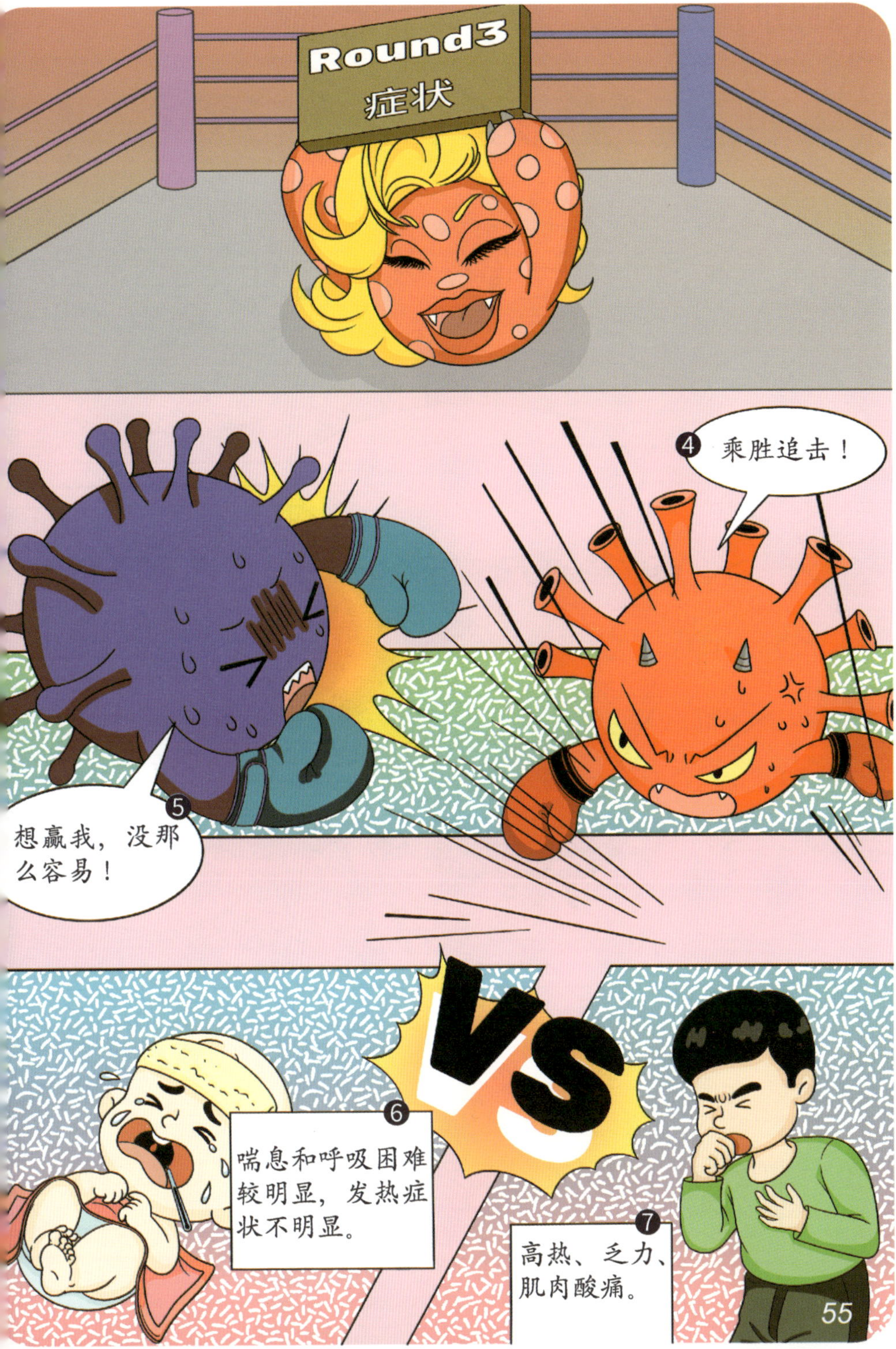

Round3
症状
4 乘胜追击！
5 想赢我，没那么容易！
VS
6 喘息和呼吸困难较明显，发热症状不明显。
7 高热、乏力、肌肉酸痛。

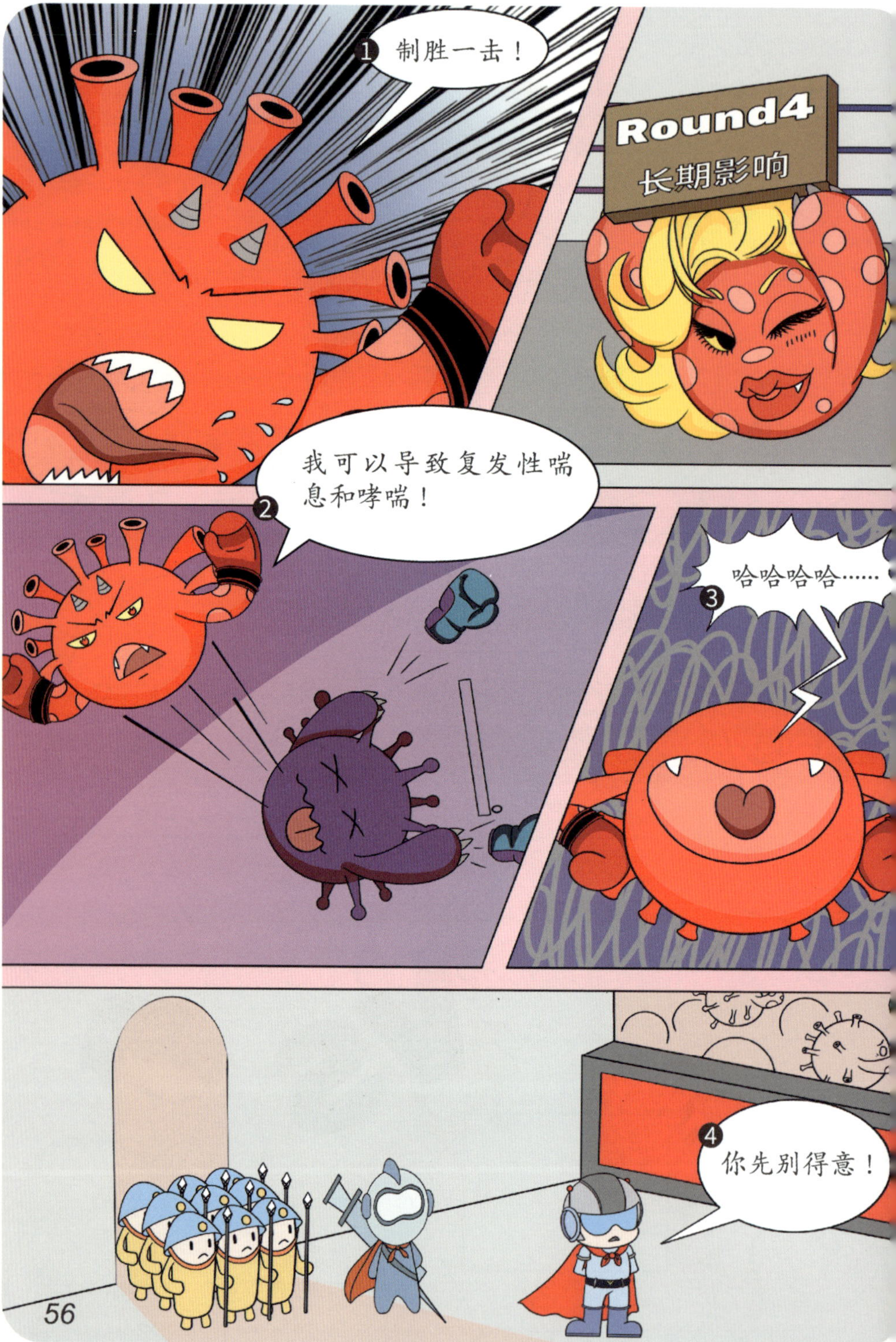
Round4
长期影响
1 制胜一击！
2 我可以导致复发性喘息和哮喘！
3 哈哈哈哈……
4 你先别得意！

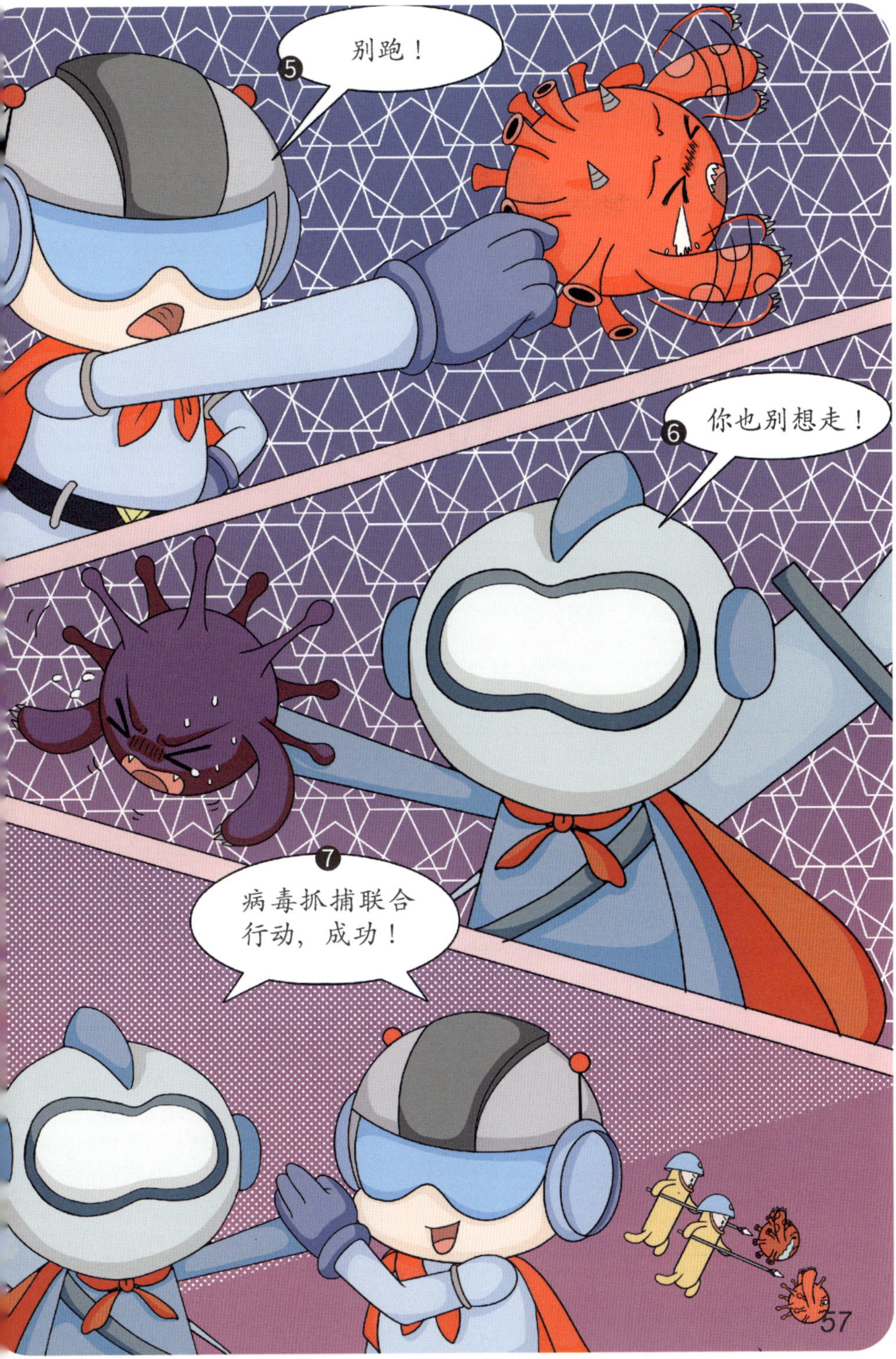
别跑！
你也别想走！
病毒抓捕联合行动，成功！

【TIPS】

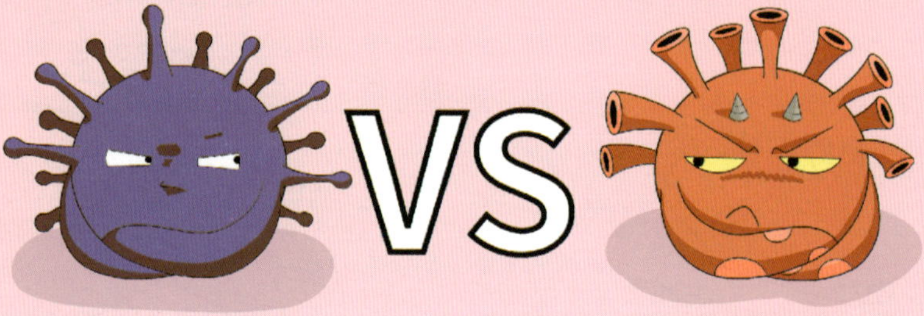

比较领域	流感病毒（IFV）	呼吸道合胞病毒（RSV）
高危人群	全人群易感，且感染后临床症状较为严重的均主要集中在儿童和老年人	
	发病率较高的群体主要集中在成年人和学龄期儿童	发病率较高的群体主要集中在学龄前儿童和老年人
疾病负担	检出率和发病率普遍高于RSV	临床症状更加严重，住院、肺炎及ICU等临床重症的发生风险更高；感染患者更容易出现心肺并发症，住院时间更长，需要机械通气，预后更差；经济负担重
症状	发热症状较明显，可引起高热，此外伴有乏力、肌肉酸痛等症状	喘息、呼吸困难等症状较明显，部分人群有发热症状
长期影响	一般不会导致复发性喘息或哮喘等症状	对人群尤其是婴幼儿呼吸系统的长期影响更明显；感染RSV的患者发生喘息类症状及哮喘的风险高于流感患者，且痊愈后复发性喘息以及哮喘的发生风险高于流感患者

每个人都是预防RSV的第一责任人

——从个体角度预防RSV感染

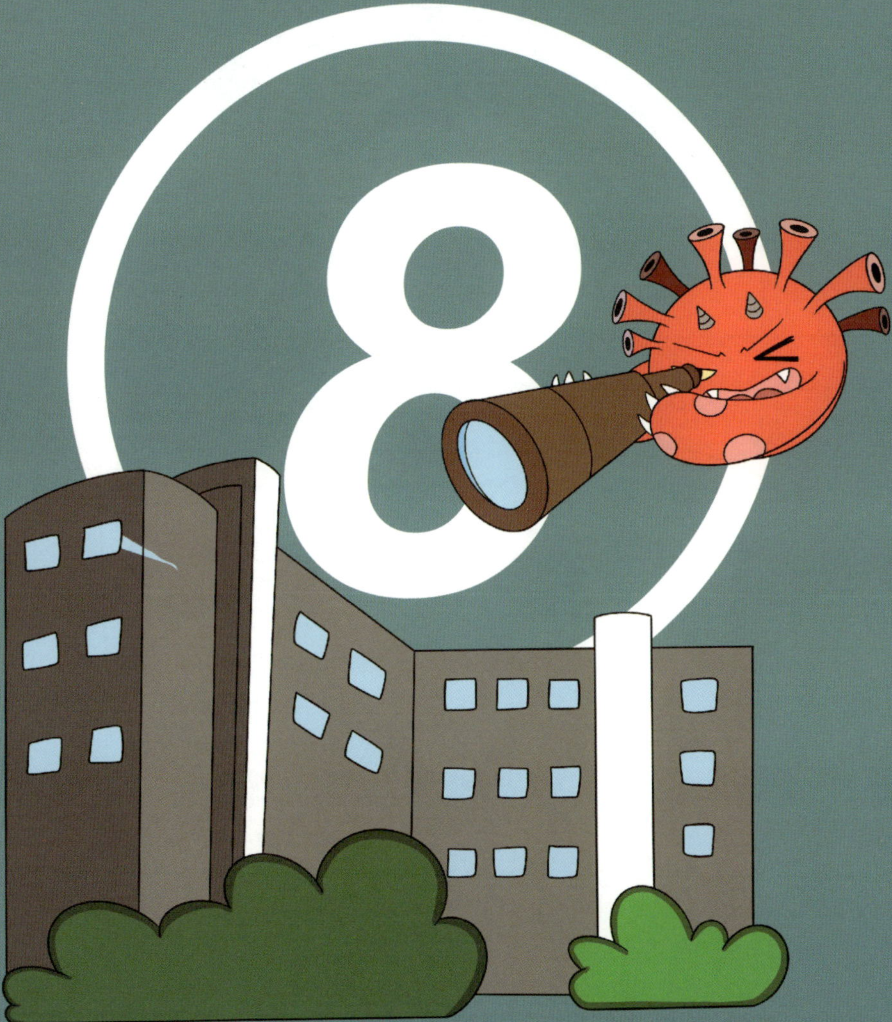

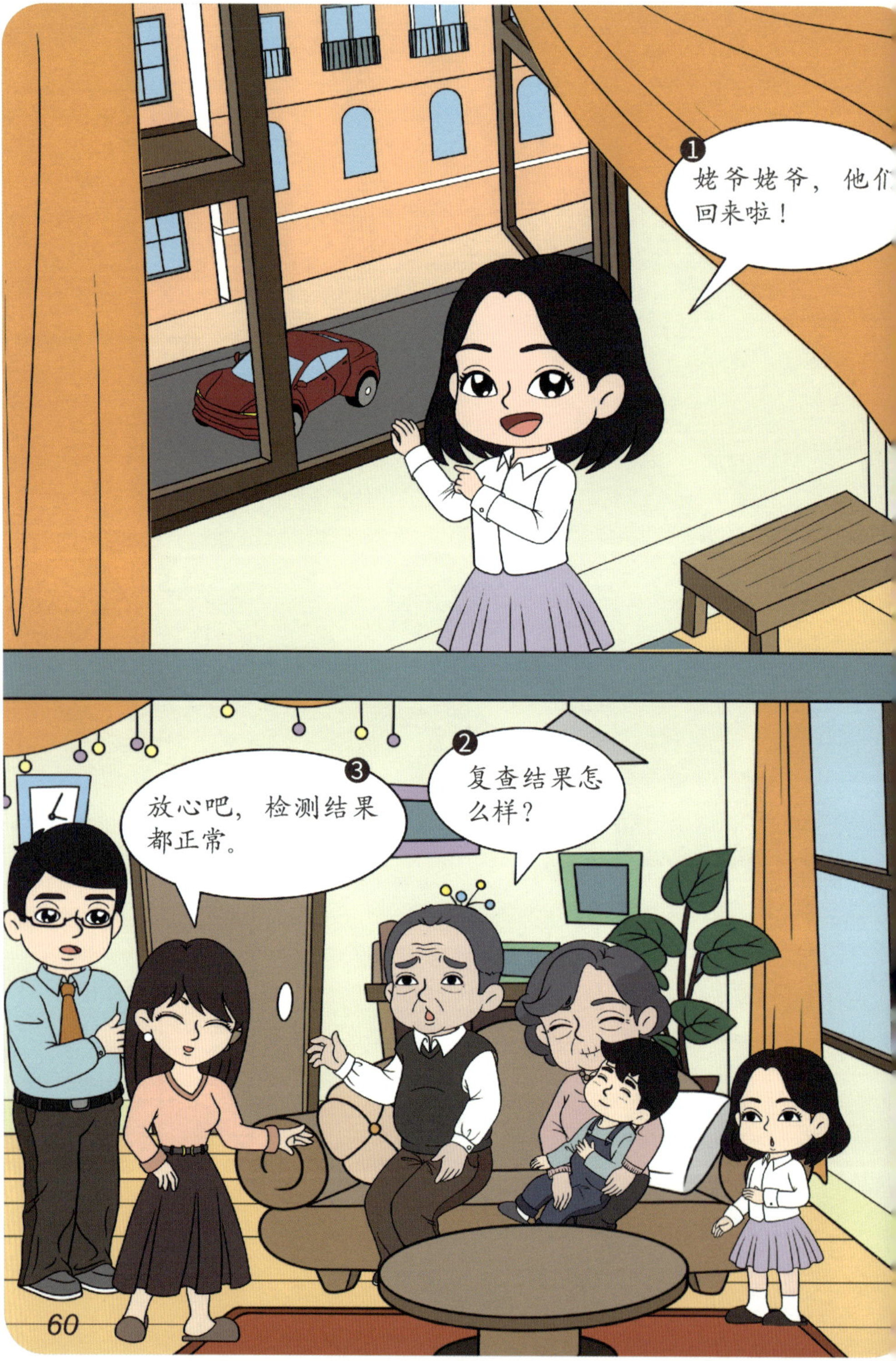
姥爷姥爷，他 回来啦！
复查结果怎么样？
放心吧，检测结果都正常。

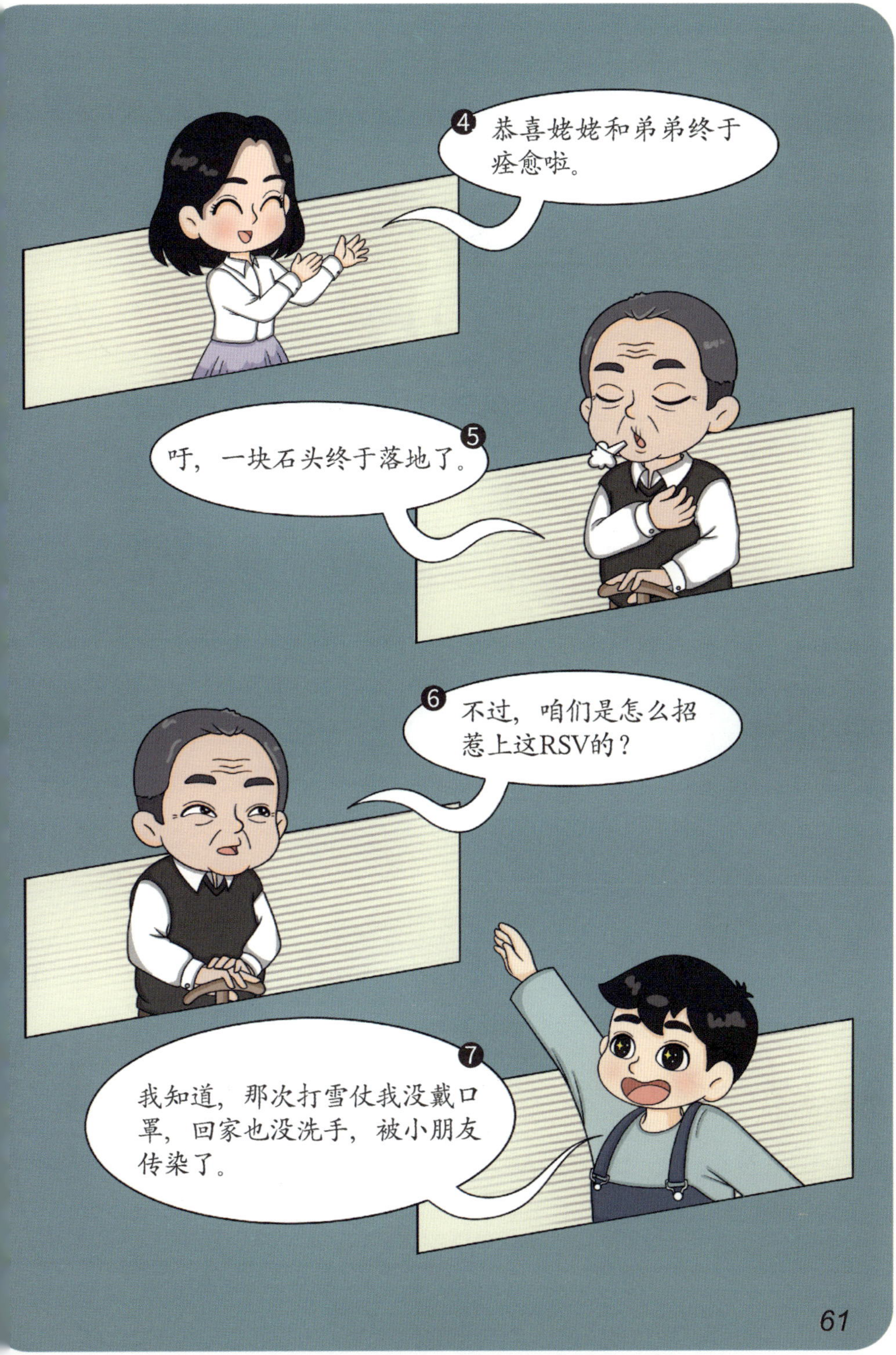
4 恭喜姥姥和弟弟终于痊愈啦。
5 吁，一块石头终于落地了。
6 不过，咱们是怎么招惹上这RSV的？
7 我知道，那次打雪仗我没戴口罩，回家也没洗手，被小朋友传染了。

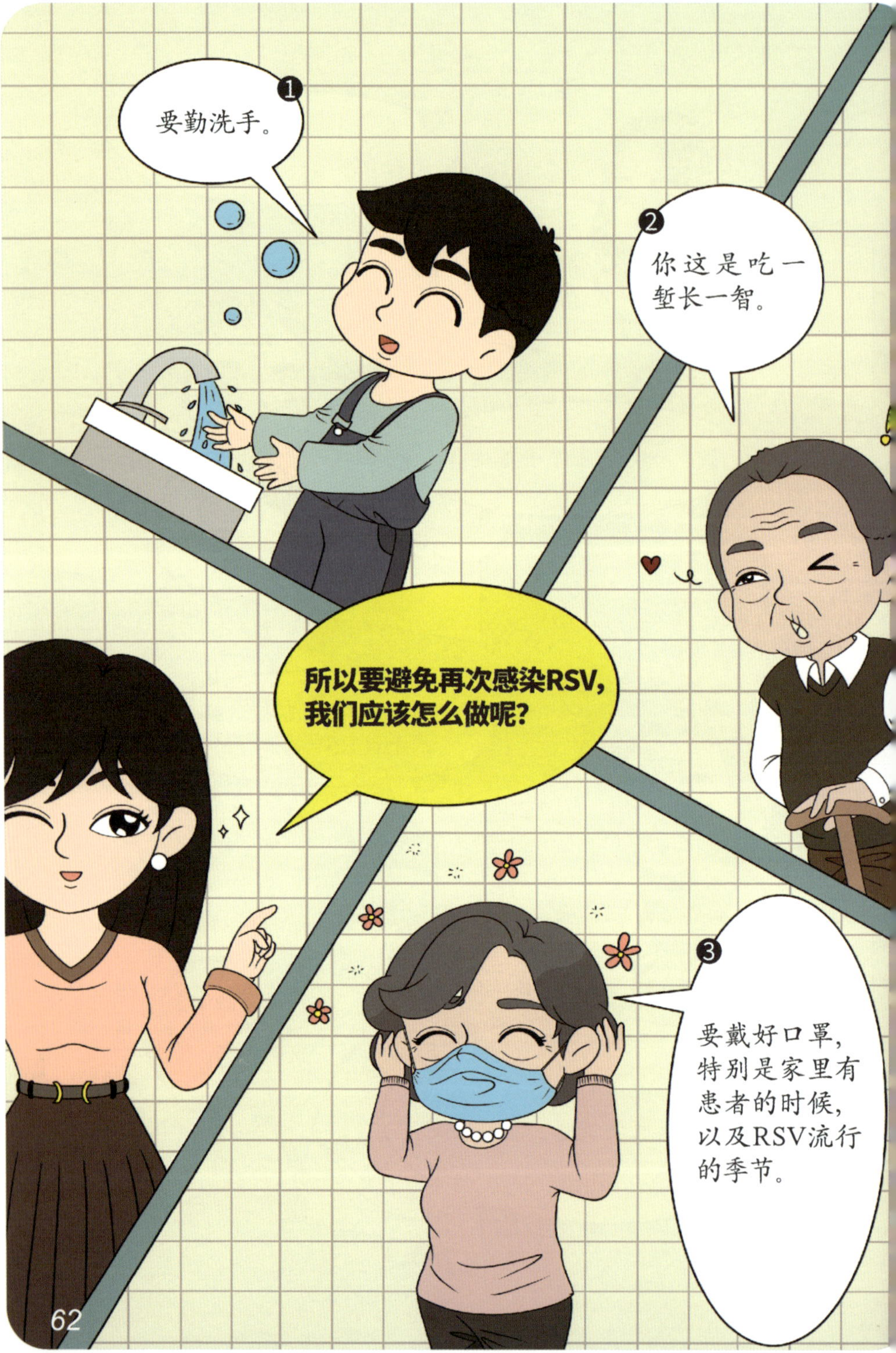
所以要避免再次感染RSV，我们应该怎么做呢？
要勤洗手。
你这是吃一堑长一智。
要戴好口罩，特别是家里有患者的时候，以及RSV流行的季节。

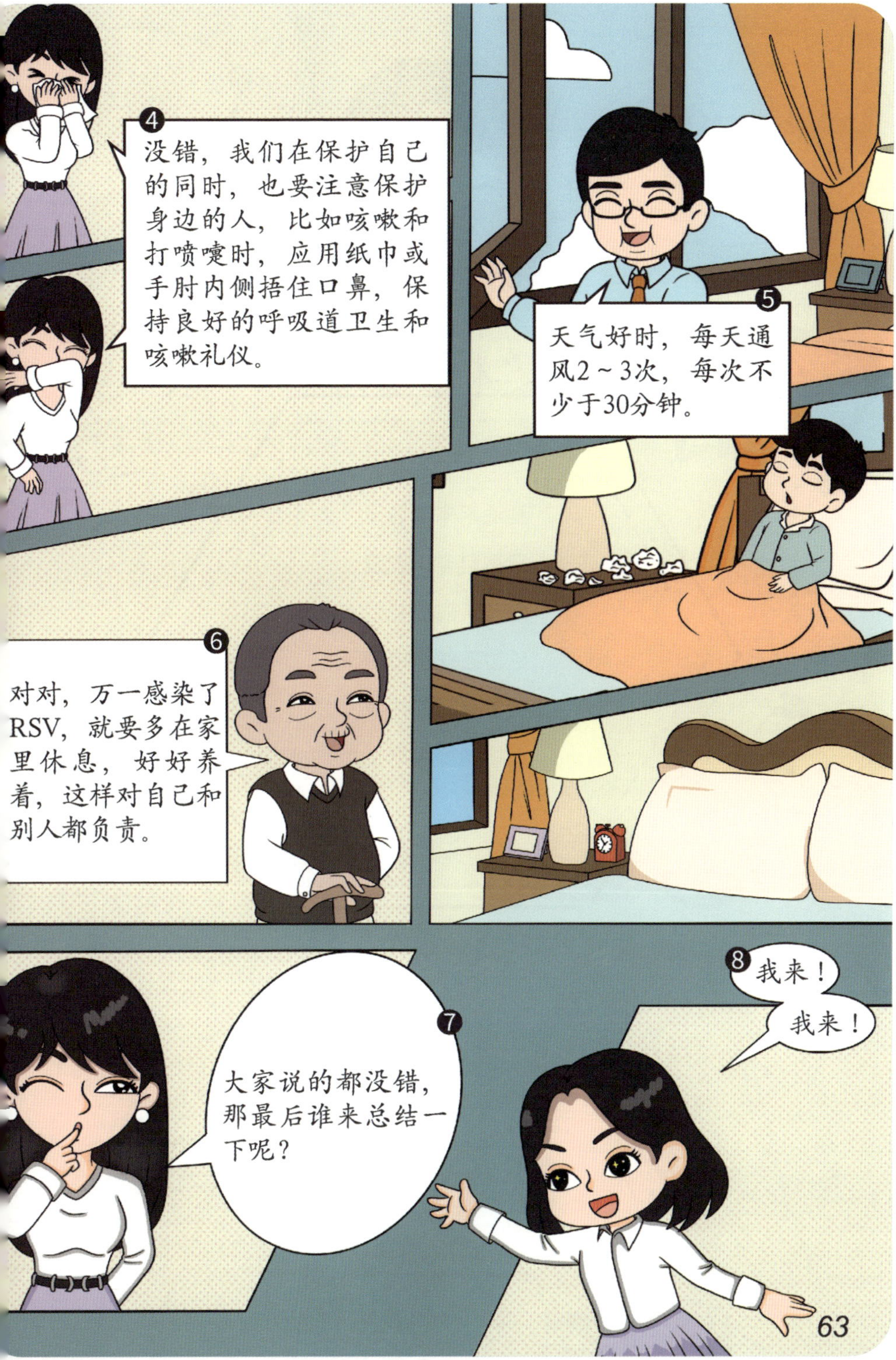
4
没错，我们在保护自己的同时，也要注意保护身边的人，比如咳嗽和打喷嚏时，应用纸巾或手肘内侧捂住口鼻，保持良好的呼吸道卫生和咳嗽礼仪。
5
天气好时，每天通风2～3次，每次不少于30分钟。
6
对对，万一感染了RSV，就要多在家里休息，好好养着，这样对自己和别人都负责。
7
大家说的都没错，那最后谁来总结一下呢？
8
我来！
我来！

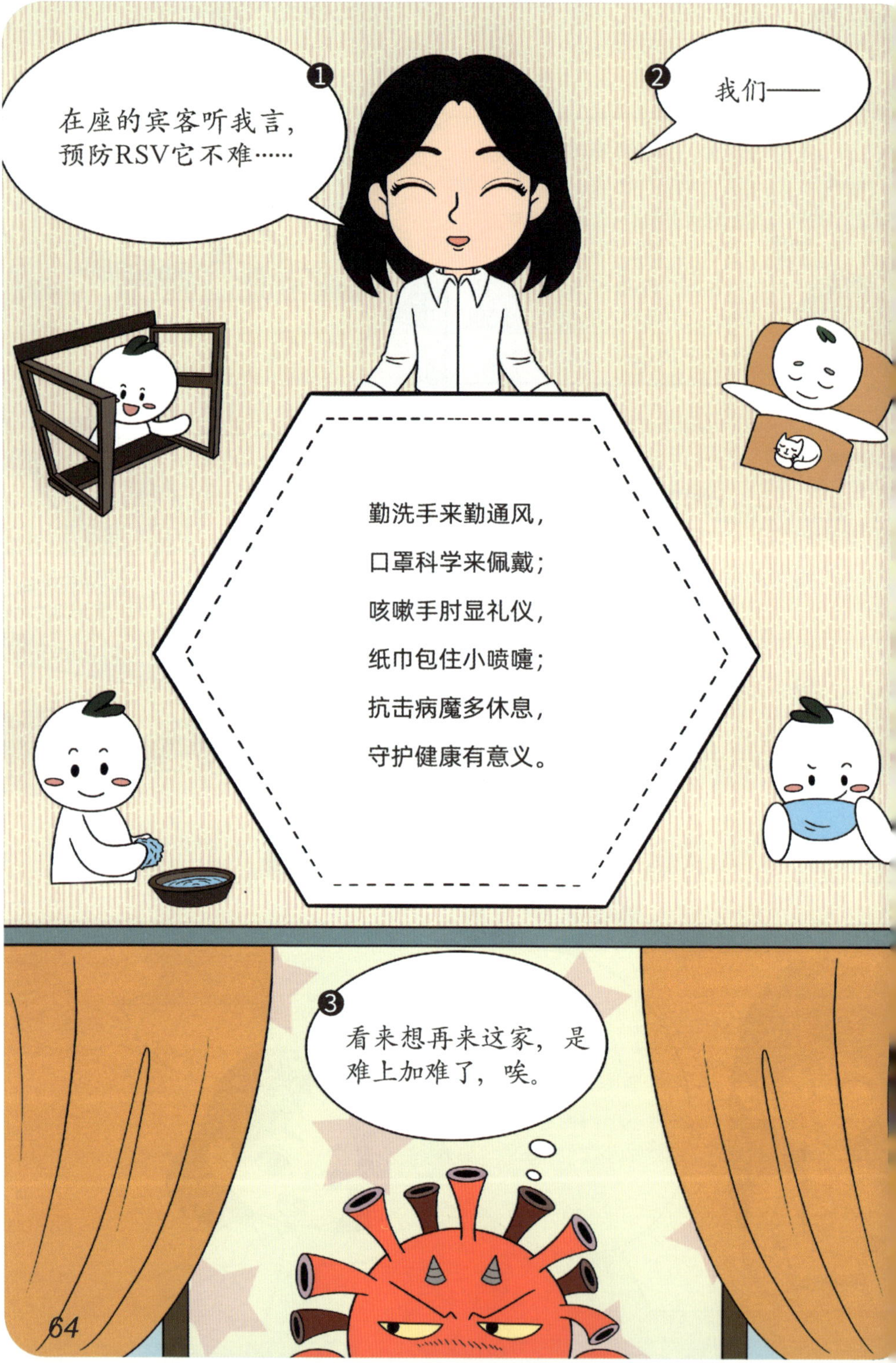
在座的宾客听我言，预防RSV它不难……
我们——
勤洗手来勤通风，
口罩科学来佩戴；
咳嗽手肘显礼仪，
纸巾包住小喷嚏；
抗击病魔多休息，
守护健康有意义。
看来想再来这家，是难上加难了，唉。

【TIPS】

预防呼吸道合胞病毒感染的非药物干预措施（一）

非药物干预措施是指对传染病传播具有预防作用的行为，包括个人防护、环境措施、社会措施和旅行限制等，可以降低感染率，延缓感染高峰，缩小感染范围，控制疫情。非药物干预措施分为个体水平的防护措施以及社区群体水平的防护措施。

从个人层面来看，预防呼吸道合胞病毒感染，我们需要做到：

1.科学佩戴口罩，特别是在RSV流行季节。

2.保持良好的呼吸道卫生和咳嗽礼仪。咳嗽和打喷嚏时用纸巾或手肘内侧捂住口鼻，防止呼吸道分泌物喷出，并及时处理。

3.净化室内空气，尽量在通风良好的场所活动。在天气条件允许的情况下，每天自然通风2~3次，每次不少于30分钟；使用空调系统的环境，通风频率应为每小时2次。

4.勤洗手；避免用手频繁触摸眼睛、鼻子或嘴巴；清洁经常接触的物体表面。

5.避免与患者密切接触。当出现呼吸系统症状时，应尽量居家休息，出行时佩戴口罩，避免传染他人。

6.医务人员应按照要求穿戴个人防护装备，并在接触患者前后进行手部消毒。

集体的力量

——从群体角度预防RSV感染

9

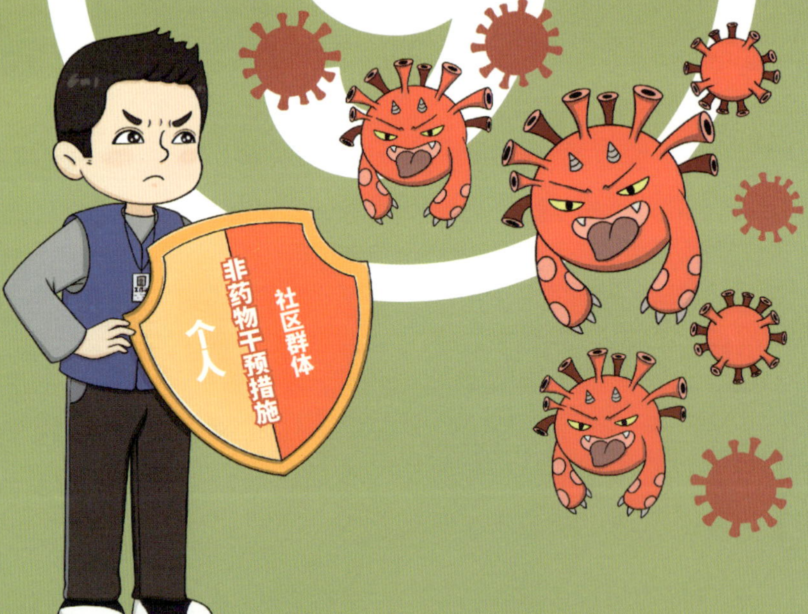

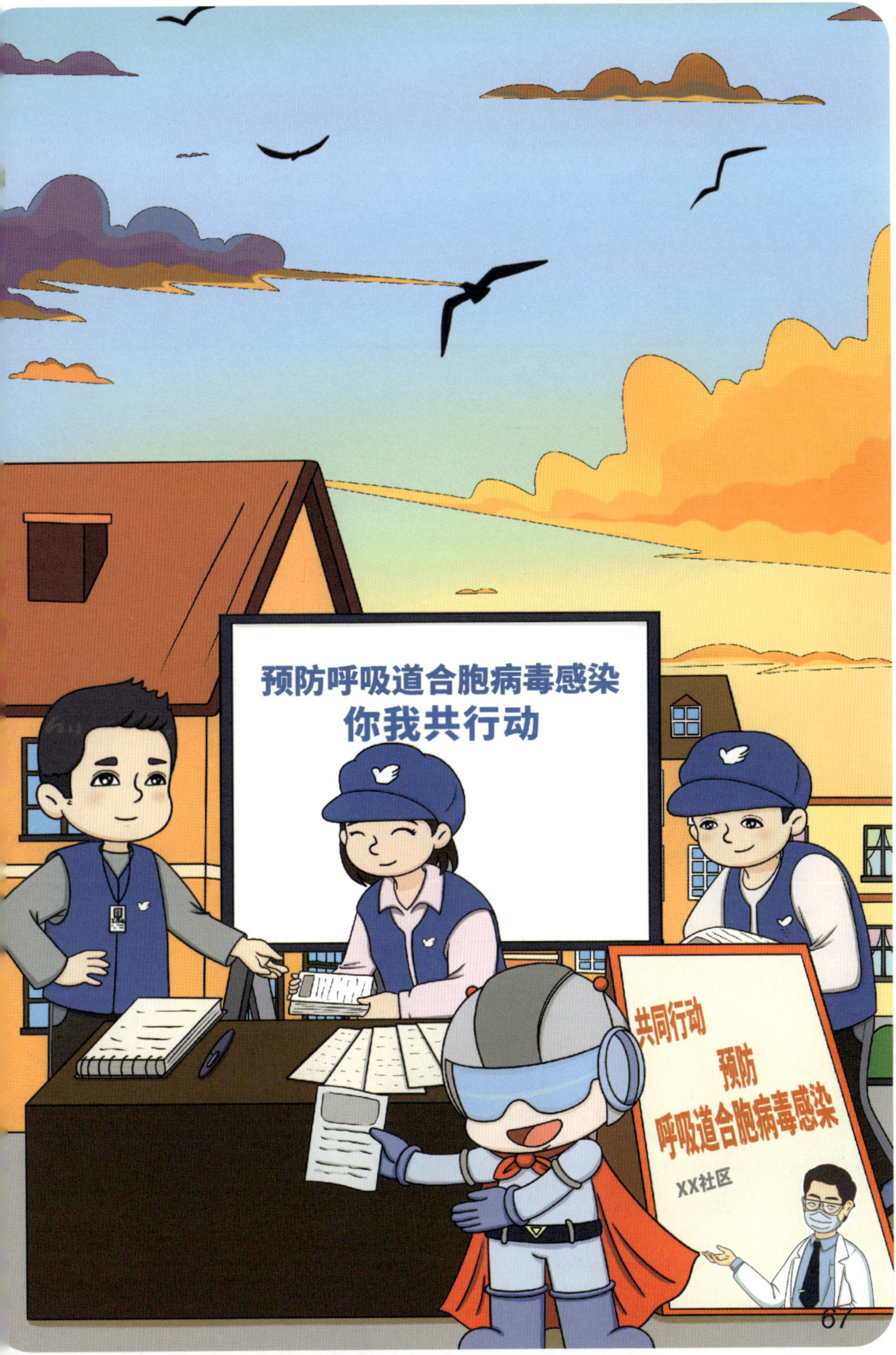
预防呼吸道合胞病毒感染
你我共行动
共同行动
预防
呼吸道合胞病毒感染
XX社区

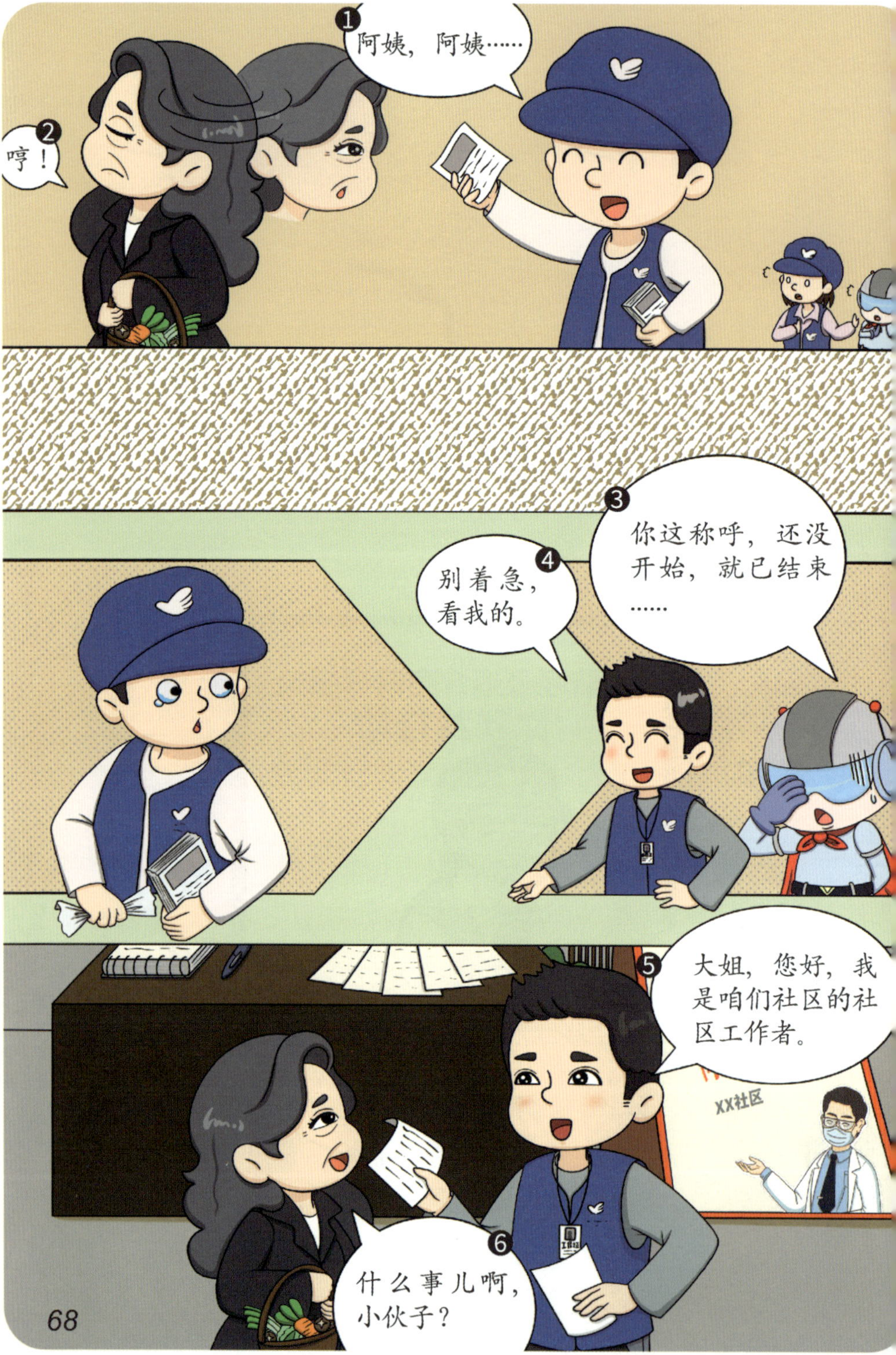
1 阿姨，阿姨……
2 哼！
3 你这称呼，还没开始，就已结束……
4 别着急，看我的。
5 大姐，您好，我是咱们社区的社区工作者。
XX社区
6 什么事儿啊，小伙子？

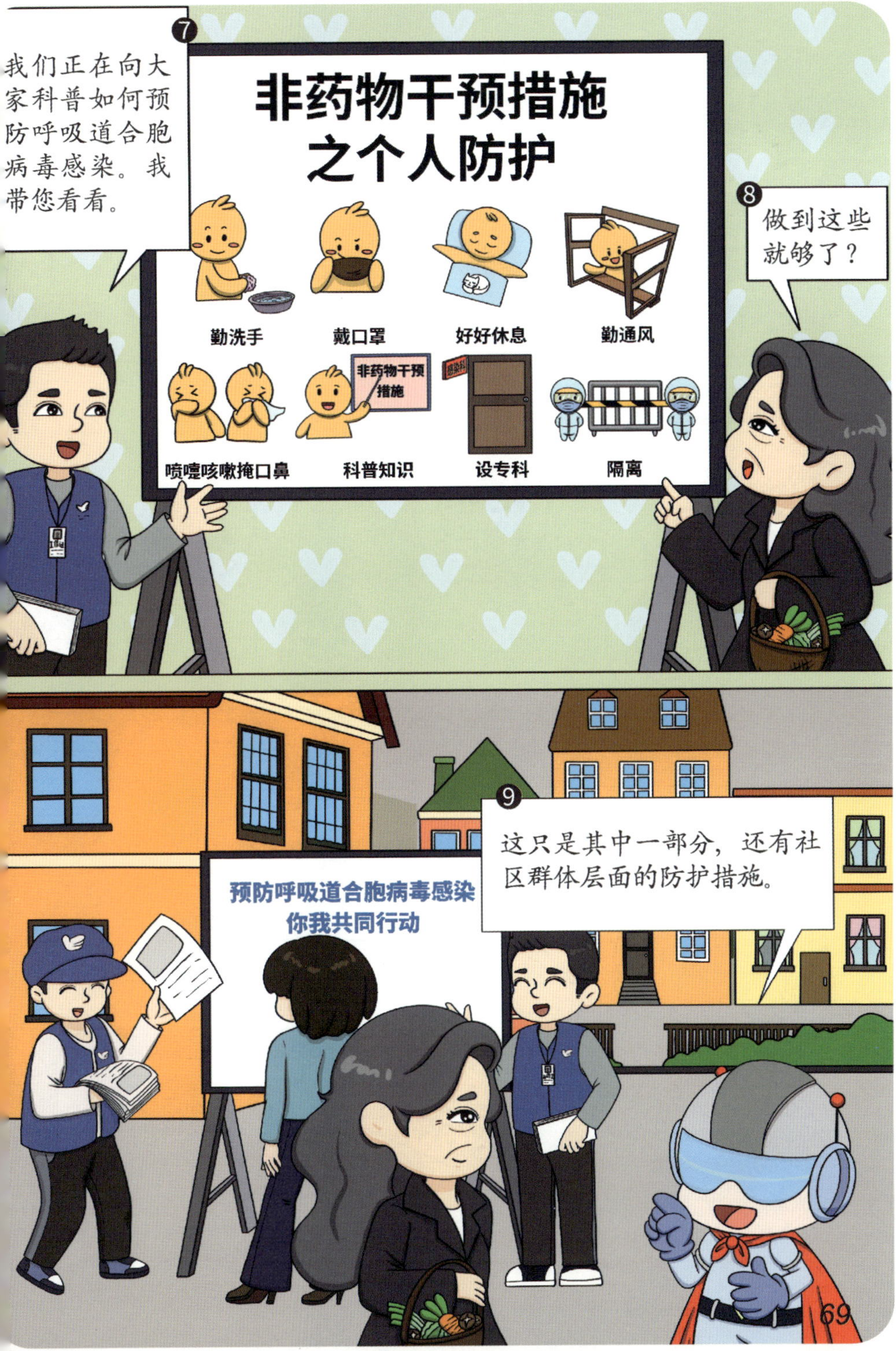
⑦
我们正在向大家科普如何预防呼吸道合胞病毒感染。我带您看看。
非药物干预措施之个人防护
勤洗手
戴口罩
好好休息
勤通风
喷嚏咳嗽掩口鼻
非药物干预措施
科普知识
感染科
设专科
隔离
⑧
做到这些就够了？
⑨
这只是其中一部分，还有社区群体层面的防护措施。
预防呼吸道合胞病毒感染
你我共同行动

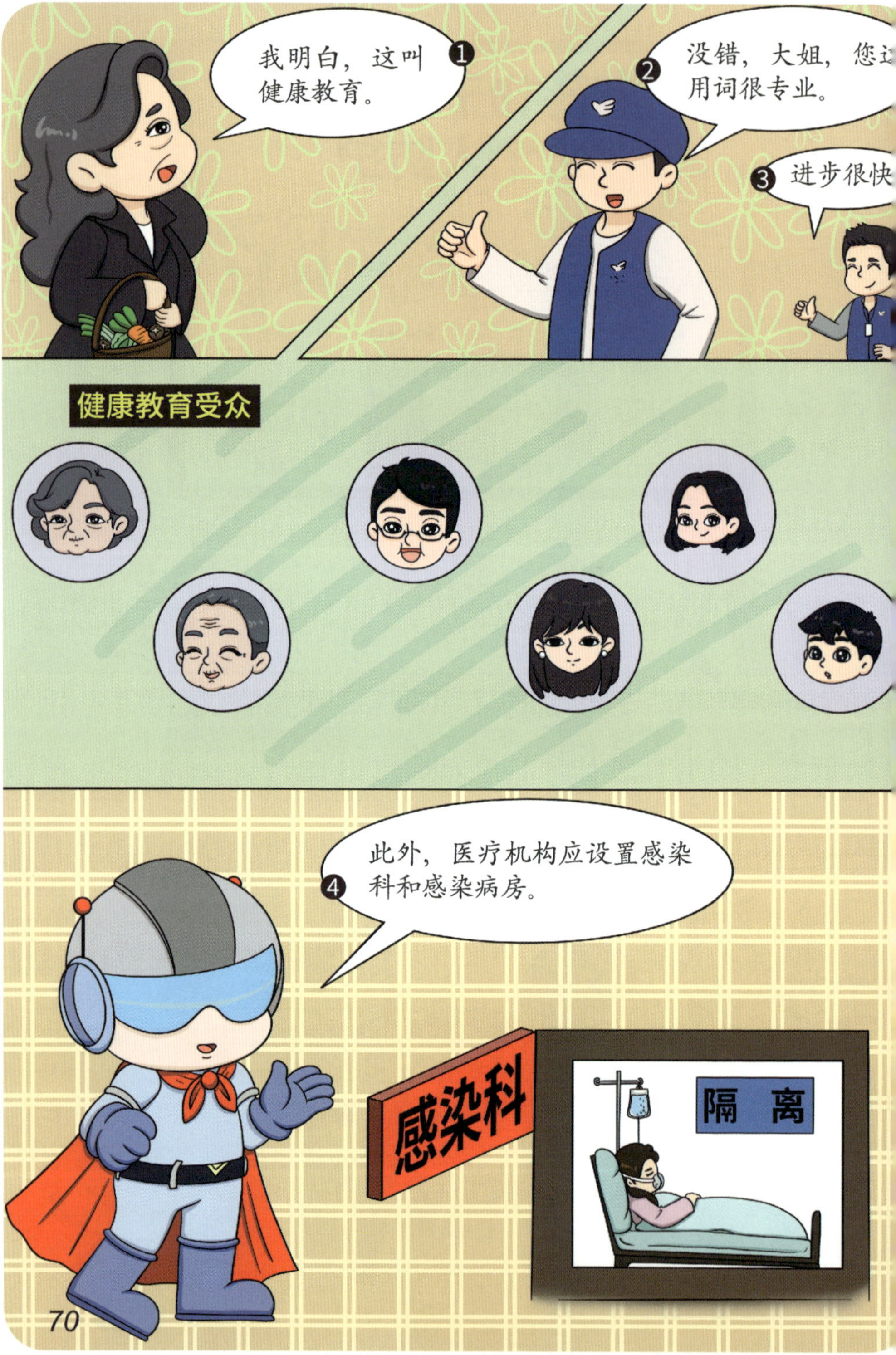
我明白，这叫健康教育。
没错，大姐，您这用词很专业。
进步很快
健康教育受众
此外，医疗机构应设置感染科和感染病房。
感染科
隔离

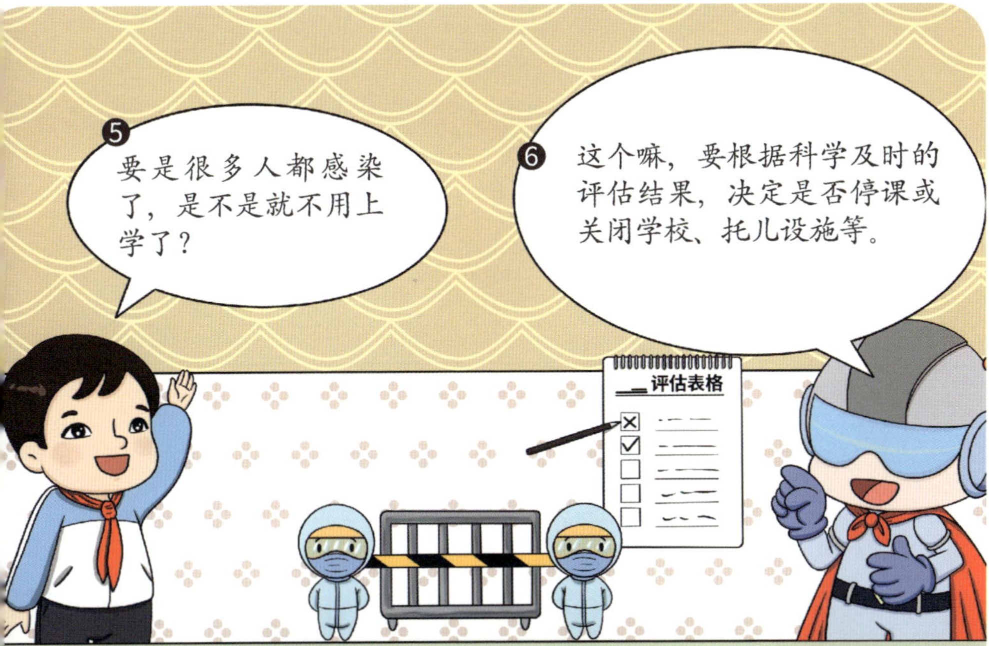

5
要是很多人都感染了，是不是就不用上学了？
6
这个嘛，要根据科学及时的评估结果，决定是否停课或关闭学校、托儿设施等。
评估表格

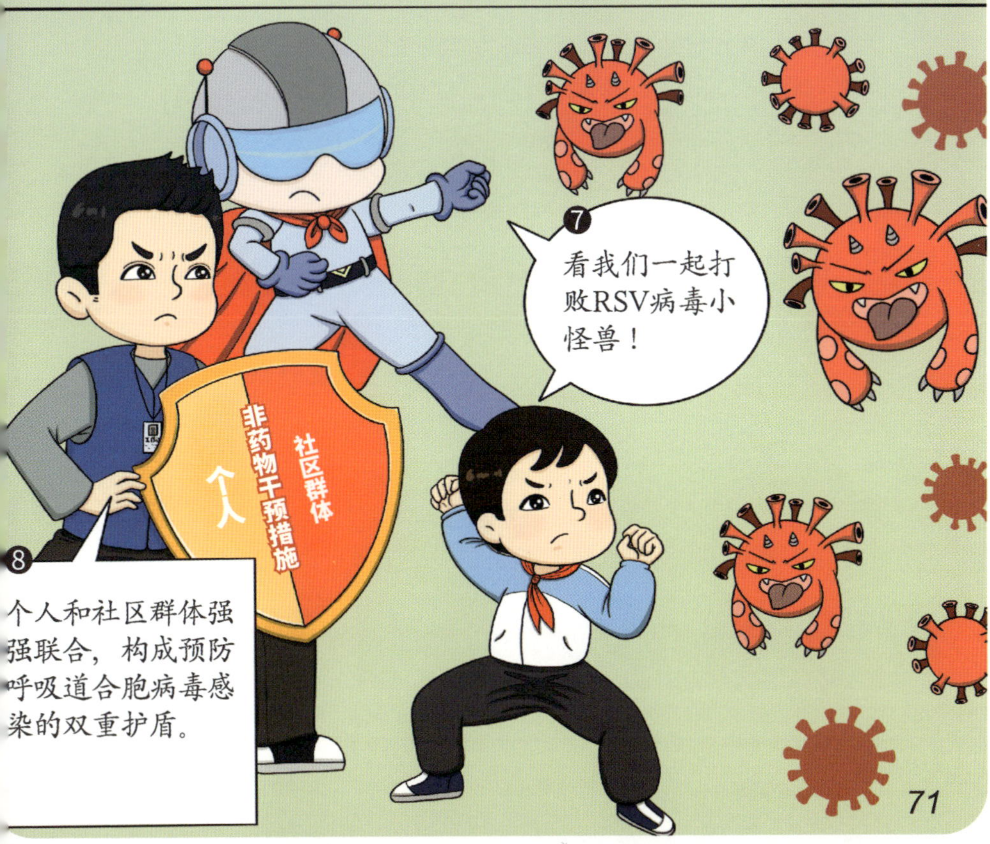

7
看我们一起打败RSV病毒小怪兽！
非药物干预措施
个人
社区群体
8
个人和社区群体强强联合，构成预防呼吸道合胞病毒感染的双重护盾。

【TIPS】

预防呼吸道合胞病毒感染的非药物干预措施（二）

从社区群体层面来看，预防呼吸道合胞病毒感染，我们需要做到：

1.通过日常健康教育，向公众普及RSV及其他呼吸道病毒感染的非药物干预措施。

2.医疗机构应设置感染科和感染病房，在条件允许时对患者进行单独或集中隔离。

3.在发生RSV等呼吸道传染病暴发或流行时，应及时评估，决定是否停课或关闭学校、托儿设施等，限制人员流动。

携手同心，其利断金

——预防RSV感染的疫苗和单抗

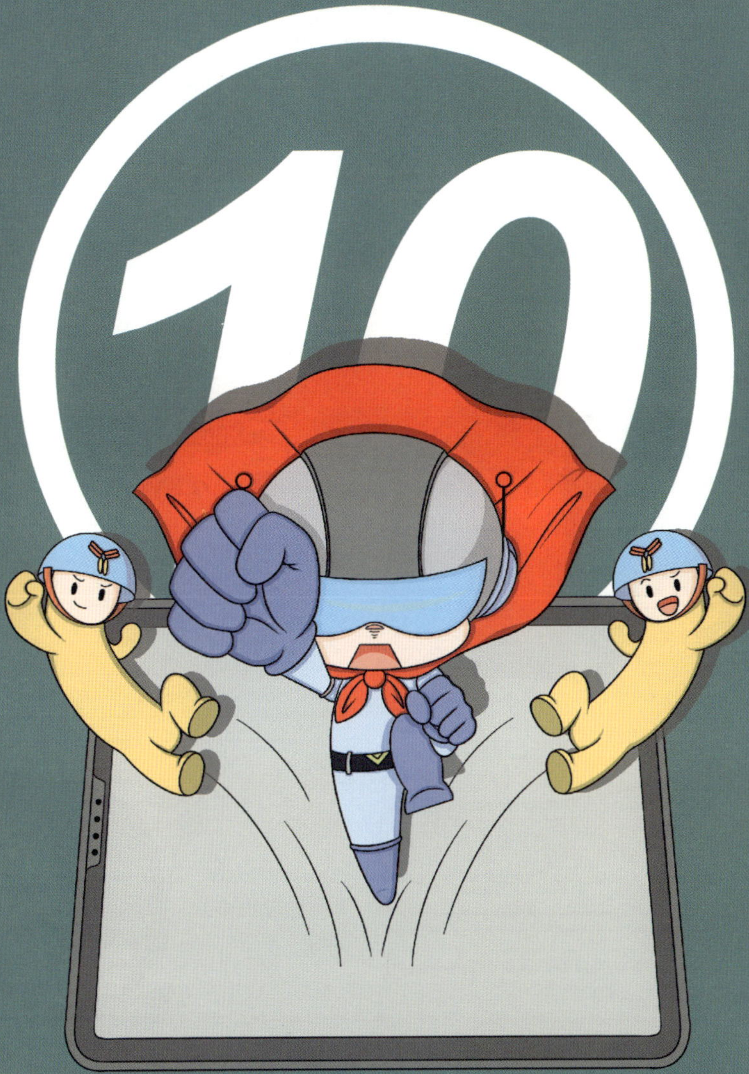

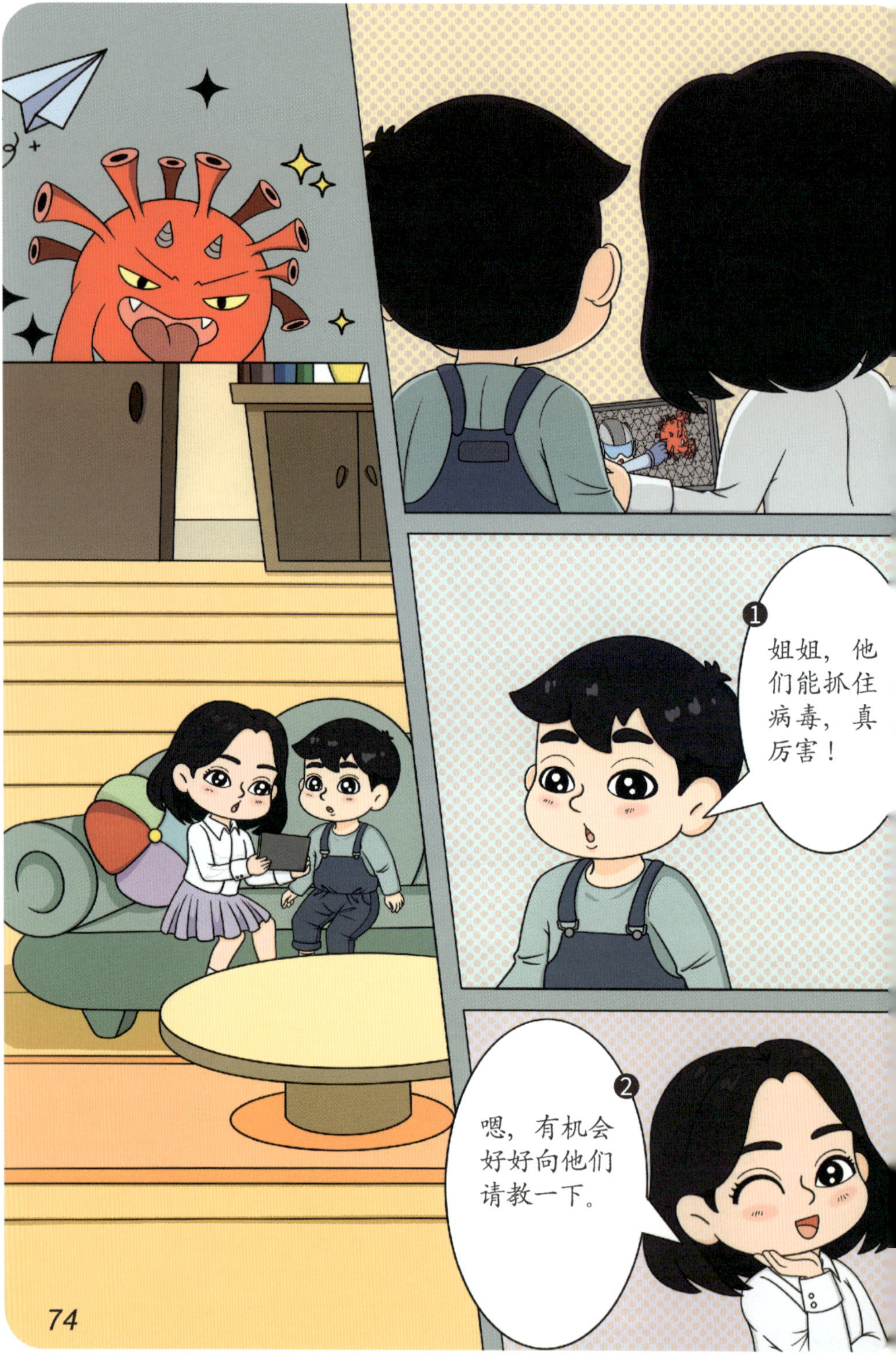

1
姐姐，他们能抓住病毒，真厉害！
2
嗯，有机会好好向他们请教一下。

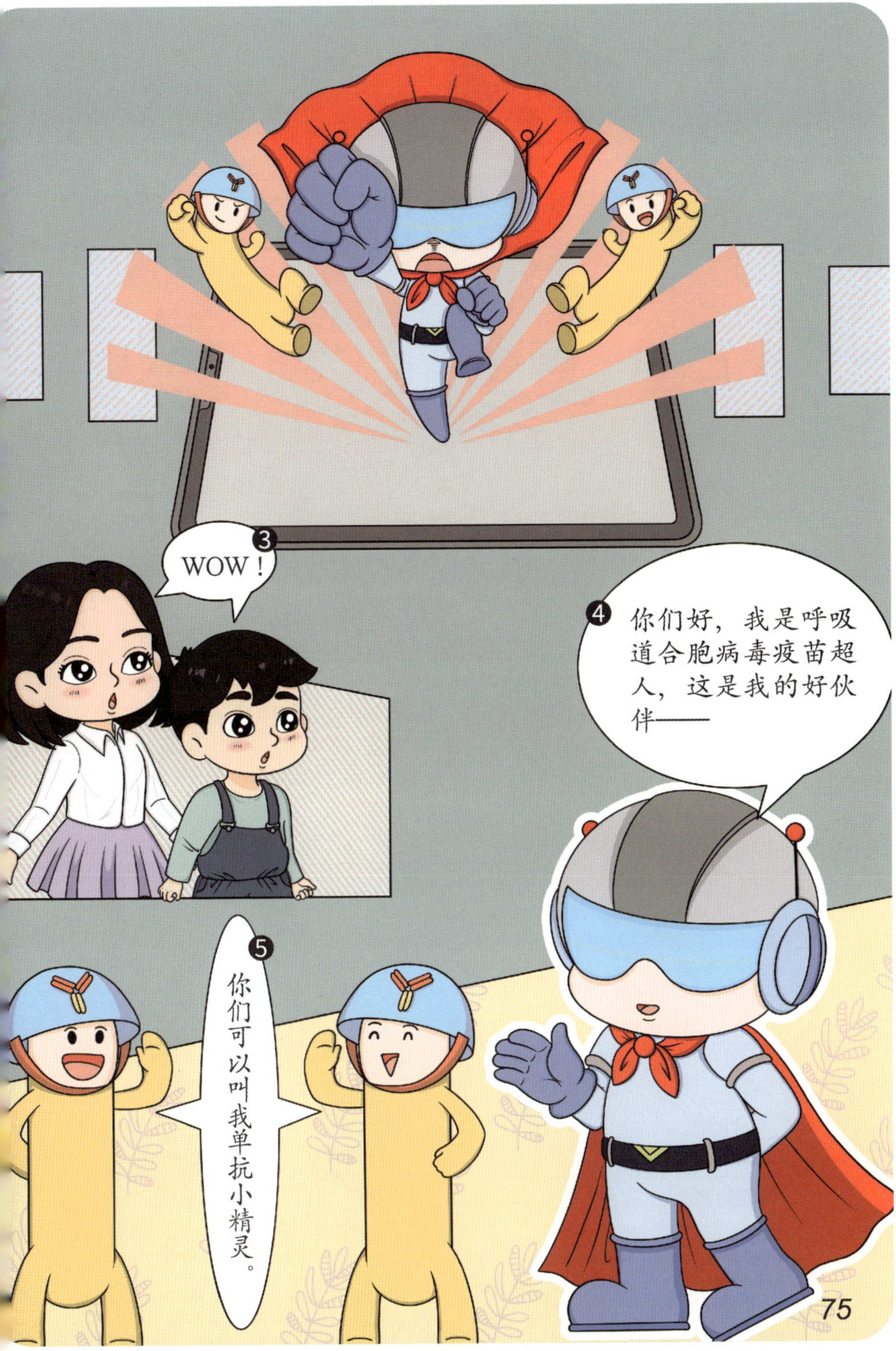
WOW！
你们好，我是呼吸道合胞病毒疫苗超人，这是我的好伙伴——
你们可以叫我单抗小精灵。

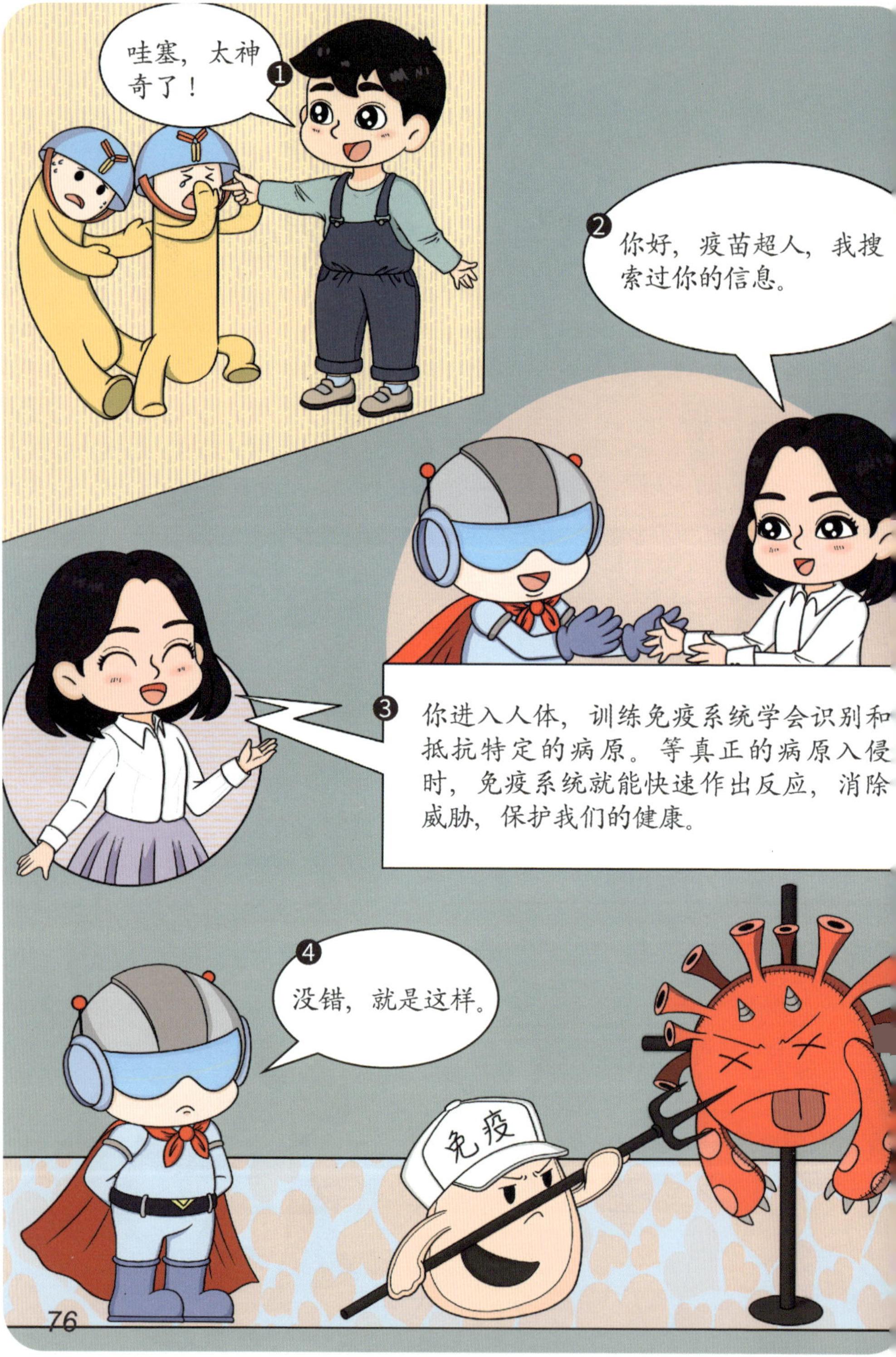

1 哇塞，太神奇了！
2 你好，疫苗超人，我搜索过你的信息。
3 你进入人体，训练免疫系统学会识别和抵抗特定的病原。等真正的病原入侵时，免疫系统就能快速作出反应，消除威胁，保护我们的健康。
4 没错，就是这样。
免疫

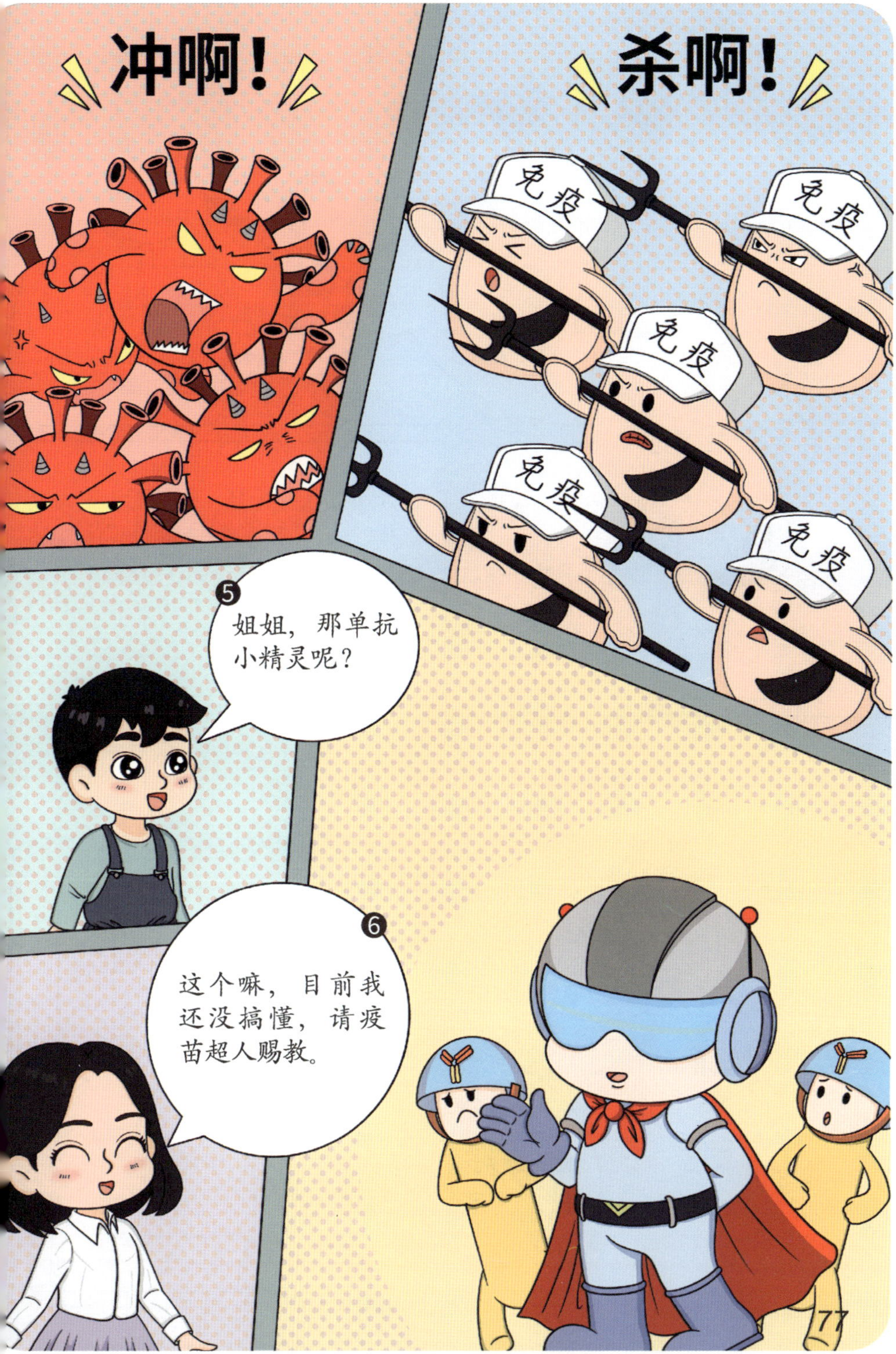

冲啊！
杀啊！
免疫
5 姐姐，那单抗小精灵呢？
6 这个嘛，目前我还没搞懂，请疫苗超人赐教。

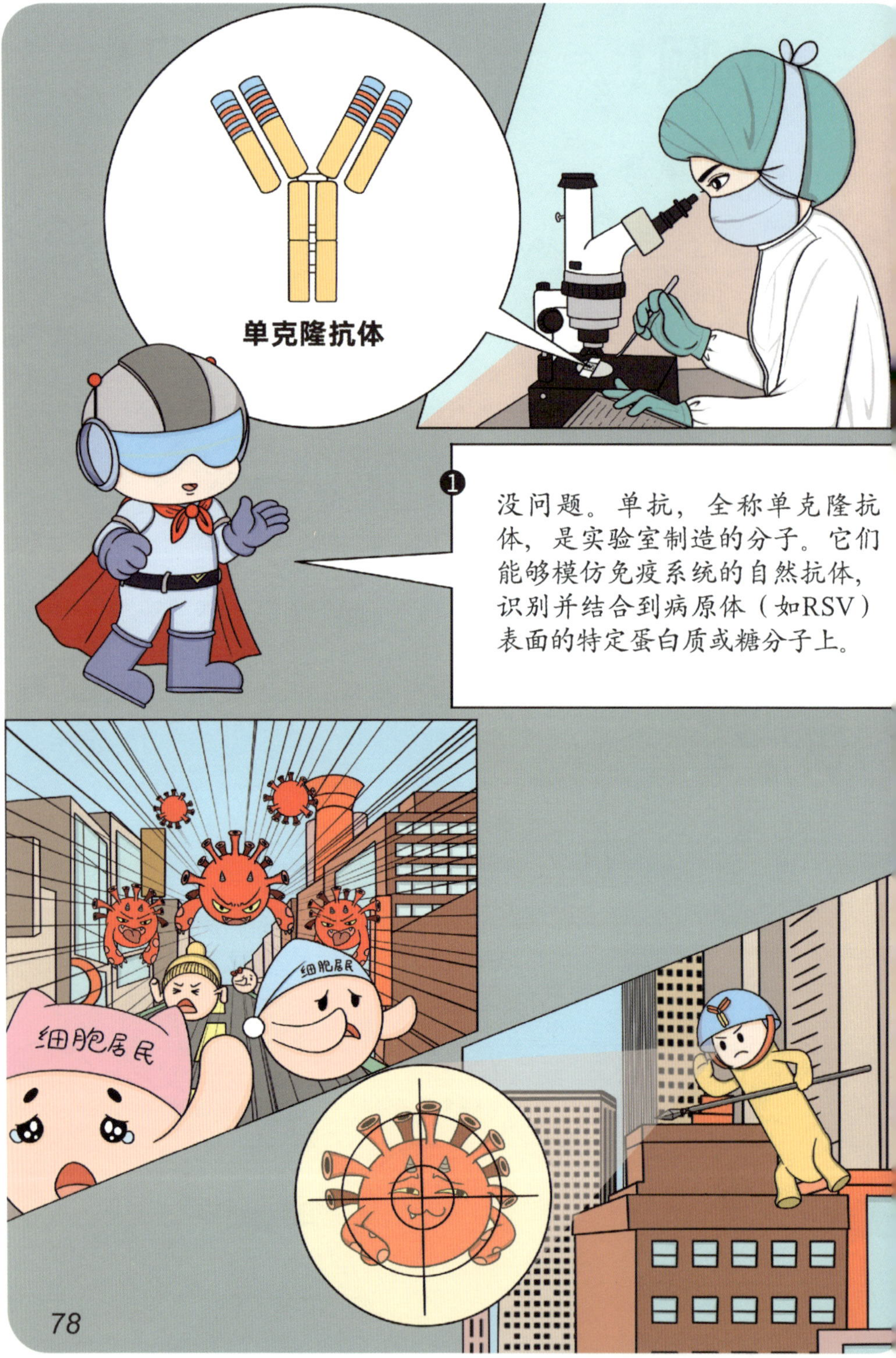
单克隆抗体
1
没问题。单抗，全称单克隆抗体，是实验室制造的分子。它们能够模仿免疫系统的自然抗体，识别并结合到病原体（如RSV）表面的特定蛋白质或糖分子上。
细胞居民
细胞居民

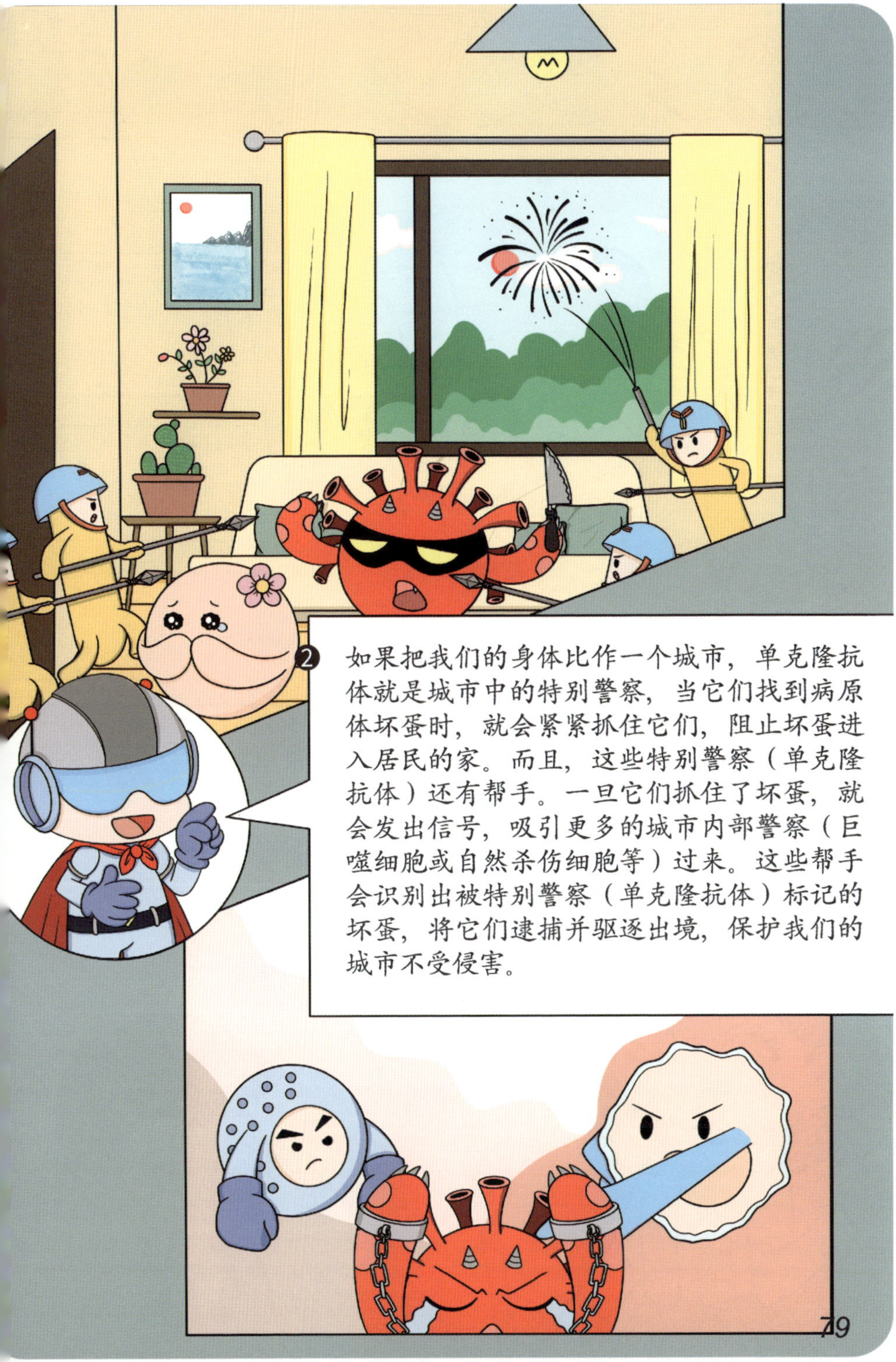
②
如果把我们的身体比作一个城市，单克隆抗体就是城市中的特别警察，当它们找到病原体坏蛋时，就会紧紧抓住它们，阻止坏蛋进入居民的家。而且，这些特别警察（单克隆抗体）还有帮手。一旦它们抓住了坏蛋，就会发出信号，吸引更多的城市内部警察（巨噬细胞或自然杀伤细胞等）过来。这些帮手会识别出被特别警察（单克隆抗体）标记的坏蛋，将它们逮捕并驱逐出境，保护我们的城市不受侵害。

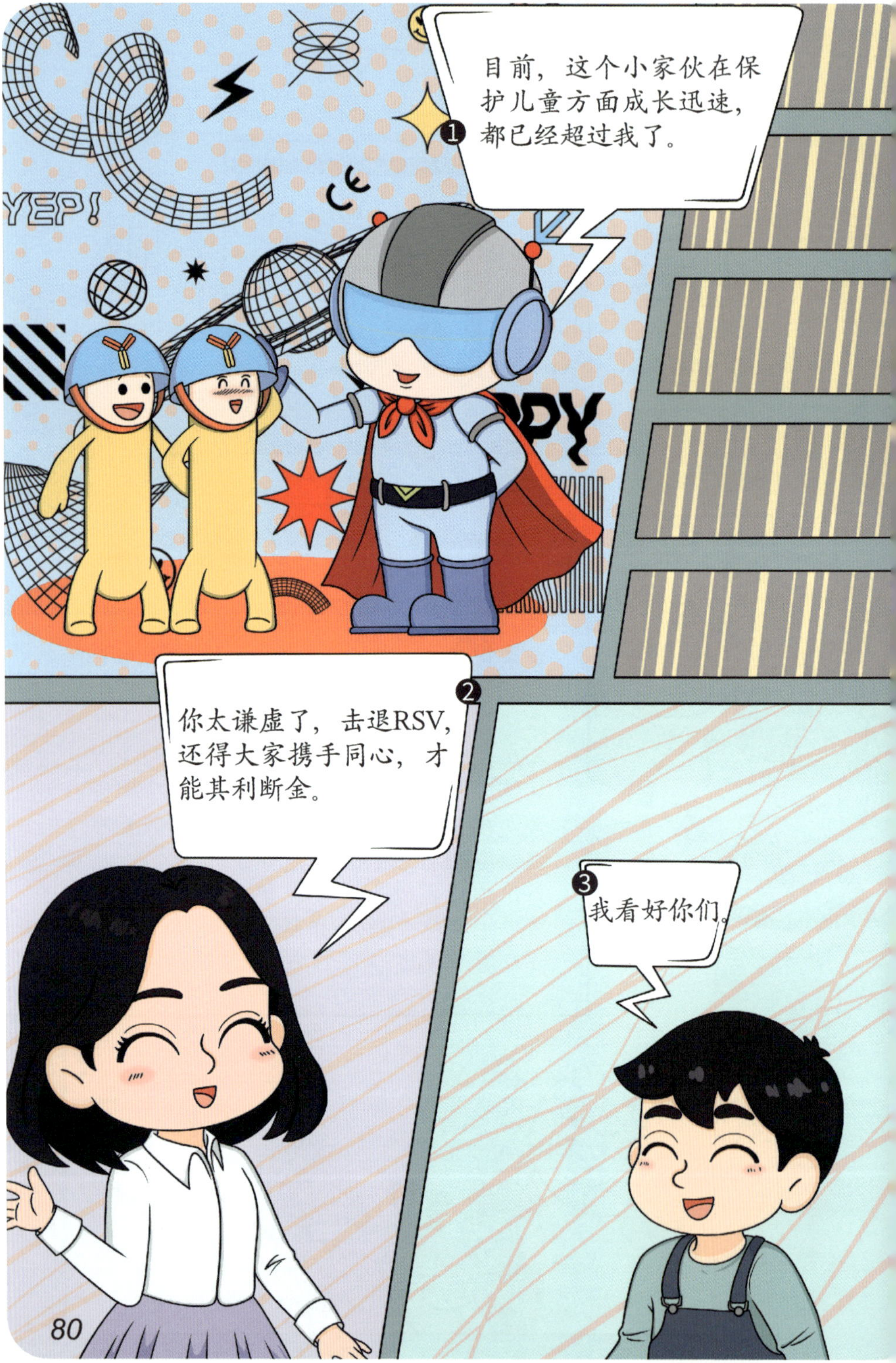
YEP!
目前，这个小家伙在保护儿童方面成长迅速，都已经超过我了。
你太谦虚了，击退RSV，还得大家携手同心，才能其利断金。
我看好你们。

有条件的双向奔赴

——RSV疫苗接种和单抗注射的适用人群

11

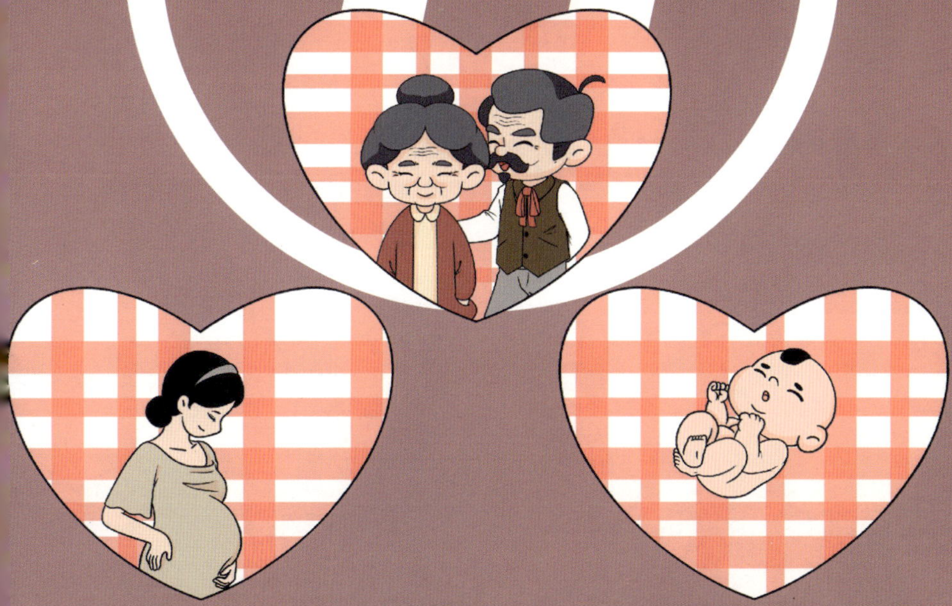

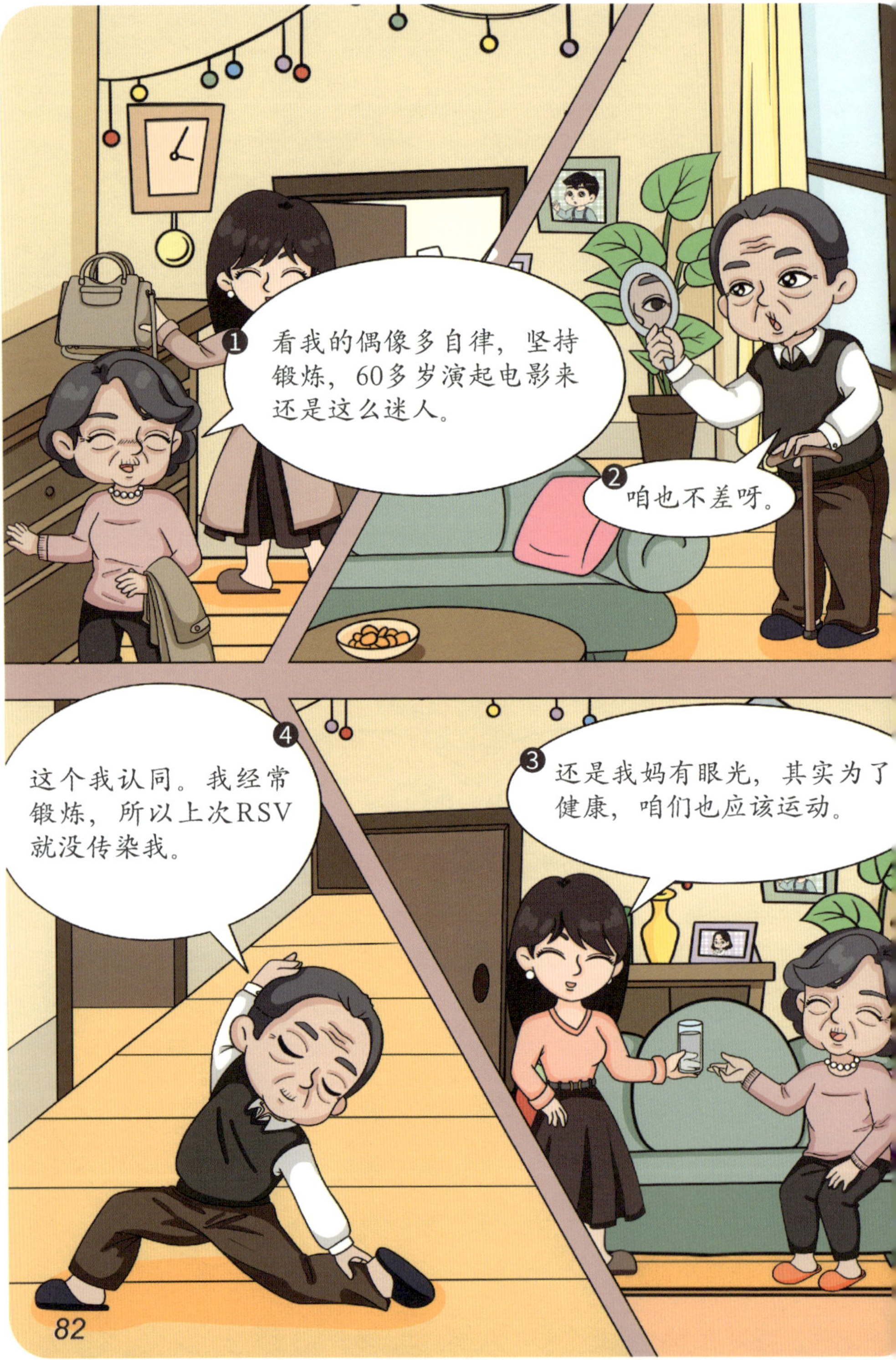
1 看我的偶像多自律，坚持锻炼，60多岁演起电影来还是这么迷人。
2 咱也不差呀。
3 还是我妈有眼光，其实为了健康，咱们也应该运动。
4 这个我认同。我经常锻炼，所以上次RSV就没传染我。

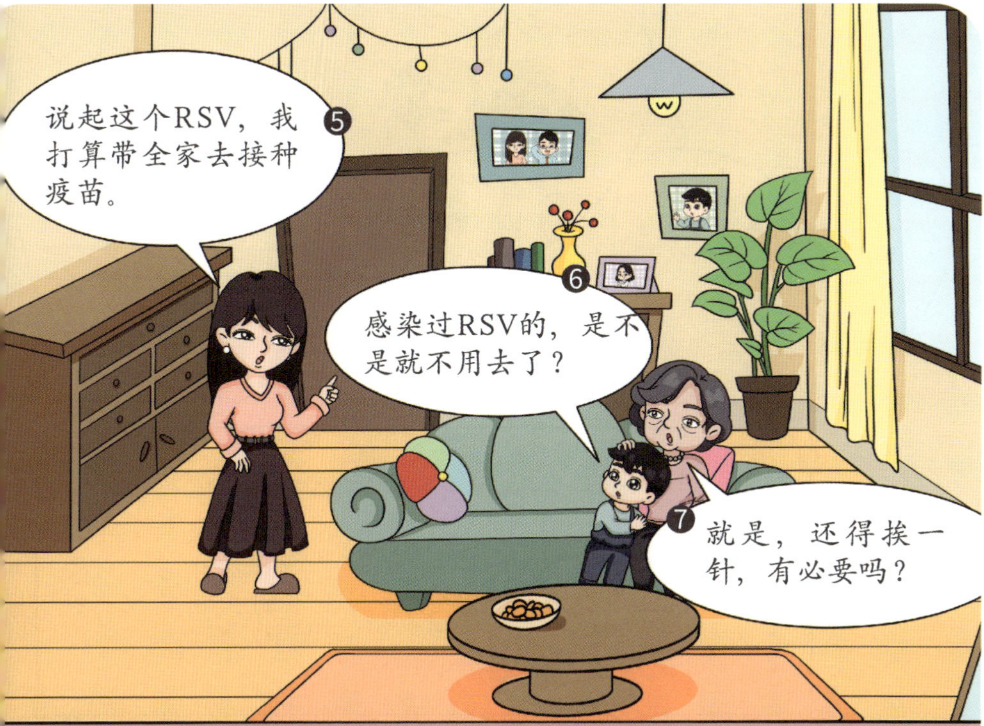
5 说起这个RSV，我打算带全家去接种疫苗。
6 感染过RSV的，是不是就不用去了？
7 就是，还得挨一针，有必要吗？

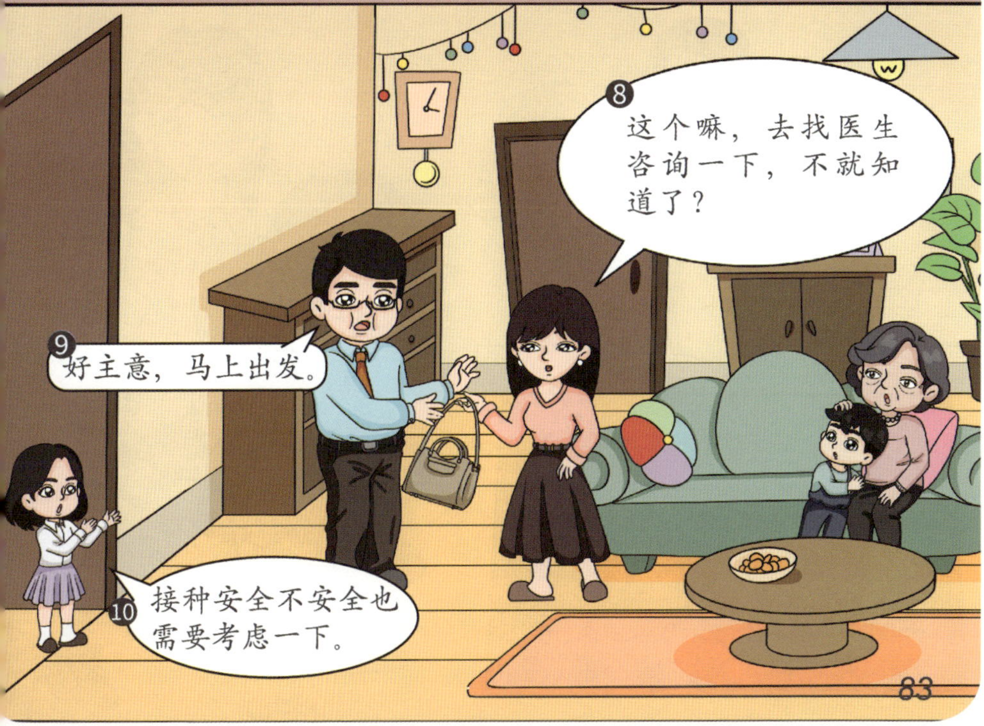
8 这个嘛，去找医生咨询一下，不就知道了？
9 好主意，马上出发。
10 接种安全不安全也需要考虑一下。

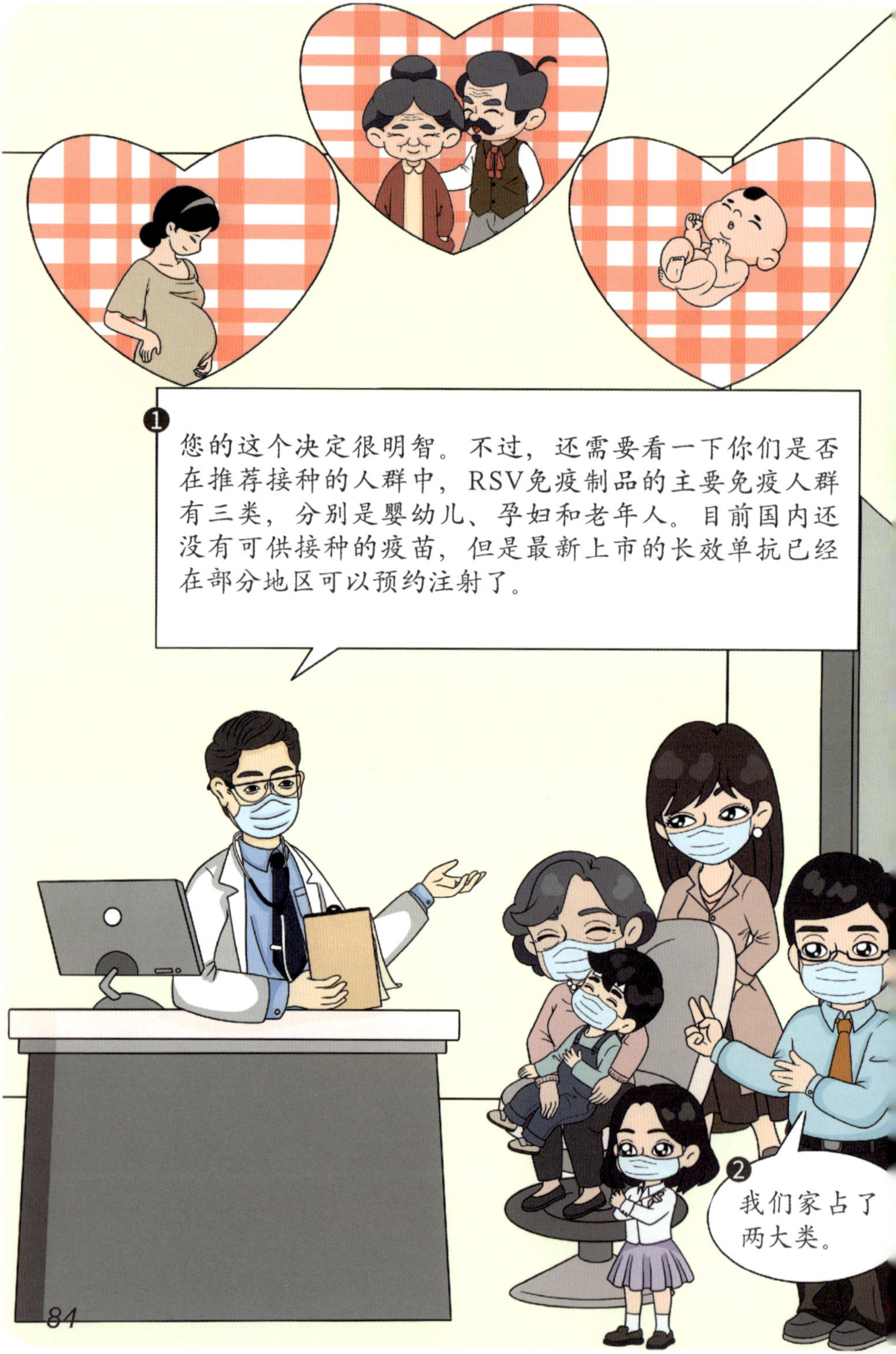

1
您的这个决定很明智。不过，还需要看一下你们是否在推荐接种的人群中，RSV免疫制品的主要免疫人群有三类，分别是婴幼儿、孕妇和老年人。目前国内还没有可供接种的疫苗，但是最新上市的长效单抗已经在部分地区可以预约注射了。
2
我们家占了两大类。

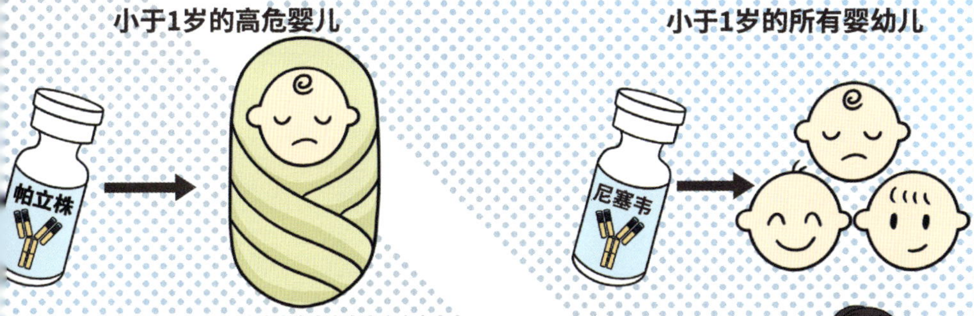

③ 是的，只是您家的孩子年龄都比较大了，目前长效单抗推荐接种的人群主要是小于1岁的婴幼儿，例如注射帕立株单抗（针对小于1岁的高危婴儿）、尼塞韦单抗（针对小于1岁的所有婴幼儿）。

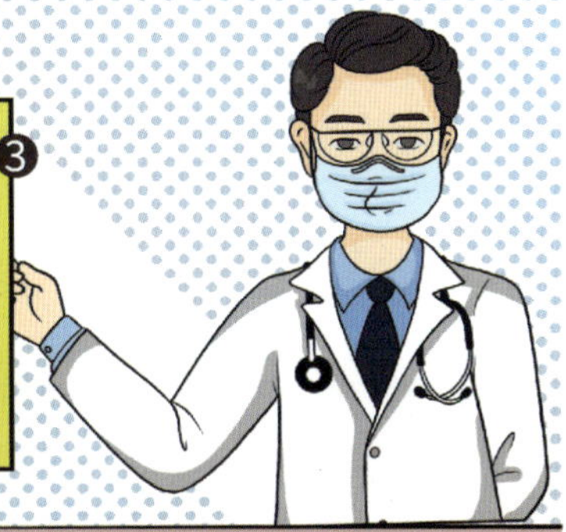

④ 针对孕妇和老年人的免疫措施主要是注射疫苗，例如RSV PreF3（75岁及以上老年人，以及60～74岁患有慢性基础疾病或其他增加RSV感染重症发生风险的人群）、RSV PreF（老年人、孕妇）、mRNA-1345（老年人）。不同国家和地区，允许接种的疫苗或单抗种类也有所不同。

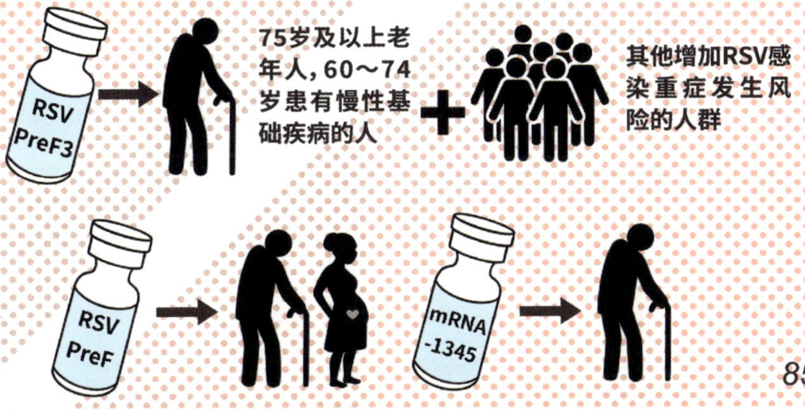

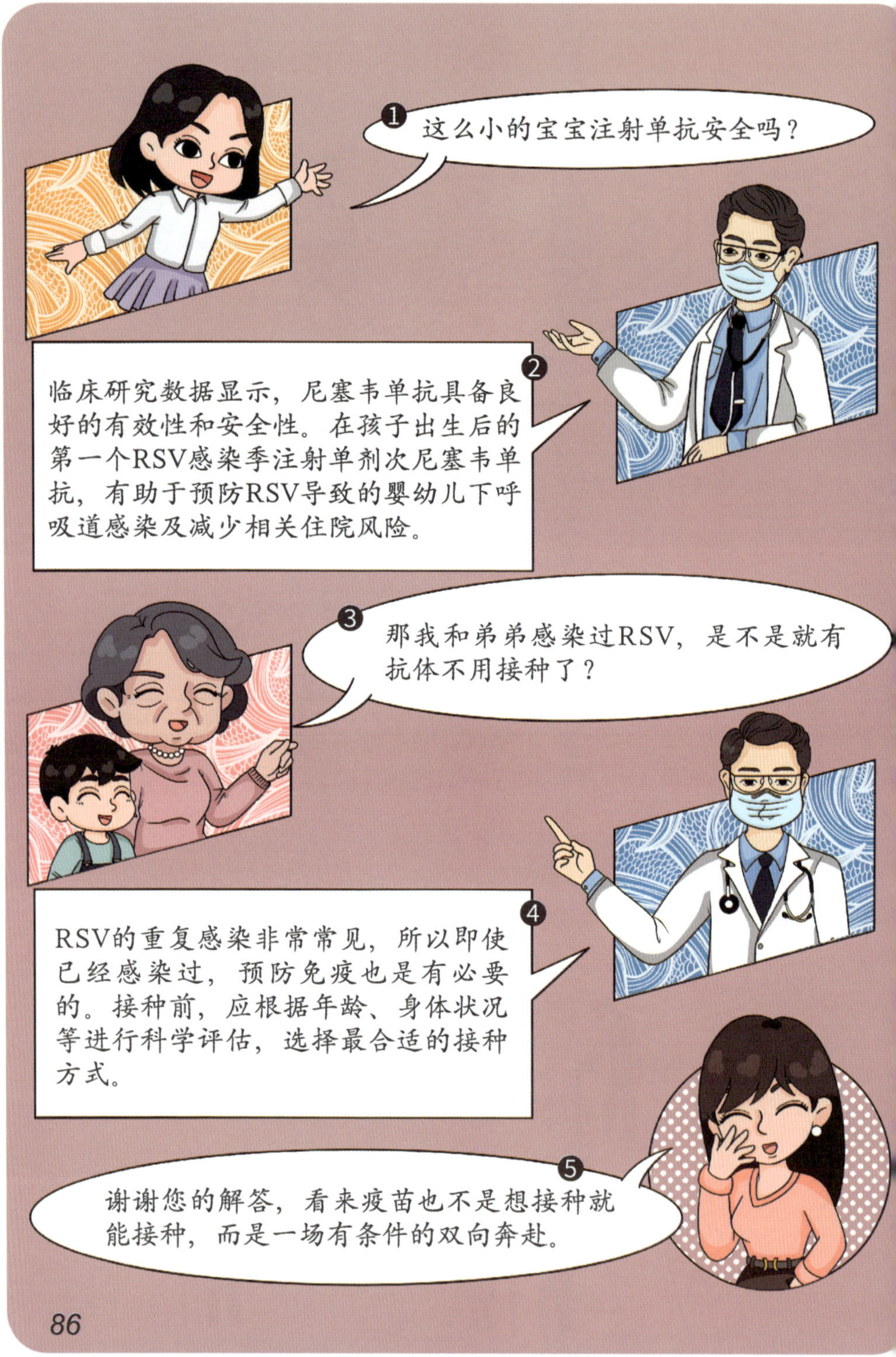

1 这么小的宝宝注射单抗安全吗？
2 临床研究数据显示，尼塞韦单抗具备良好的有效性和安全性。在孩子出生后的第一个RSV感染季注射单剂次尼塞韦单抗，有助于预防RSV导致的婴幼儿下呼吸道感染及减少相关住院风险。
3 那我和弟弟感染过RSV，是不是就有抗体不用接种了？
4 RSV的重复感染非常常见，所以即使已经感染过，预防免疫也是有必要的。接种前，应根据年龄、身体状况等进行科学评估，选择最合适的接种方式。
5 谢谢您的解答，看来疫苗也不是想接种就能接种，而是一场有条件的双向奔赴。

【TIPS】

目前已有相关免疫制品用于预防RSV在人群中的感染，主要免疫人群包括儿童、老年人及孕妇。针对儿童的预防措施主要是注射单克隆抗体，1岁以内的婴幼儿可进行被动免疫预防；孕妇接种疫苗，可以通过被动转移抗体保护新生儿。针对老年人的免疫措施主要是接种疫苗。

截至2024年5月，全球范围内已上市的单抗和疫苗包括帕立株单抗（针对小于1岁的高危婴幼儿）、尼塞韦单抗（针对小于1岁的所有婴幼儿）、RSV PreF3（75岁及以上老年人，以及60～74岁患有慢性基础疾病或其他增加RSV感染重症发生风险的人群）、RSV PreF（老年人、孕妇）、mRNA-1345（老年人）。

临床研究数据显示，尼塞韦单抗具备良好的有效性和安全性。在孩子出生后的第一个RSV感染季注射单剂次尼塞韦单抗，有助于预防RSV导致的婴幼儿下呼吸道感染及减少相关住院风险，这些试验涵盖了广泛的婴幼儿群体，包括健康足月儿、晚期早产儿和早产儿，以及有特殊健康状况、RSV感染后可能导致临床症状加重的婴幼儿。

守护天使计划

——使用长效单抗以及母体疫苗的免疫措施

12

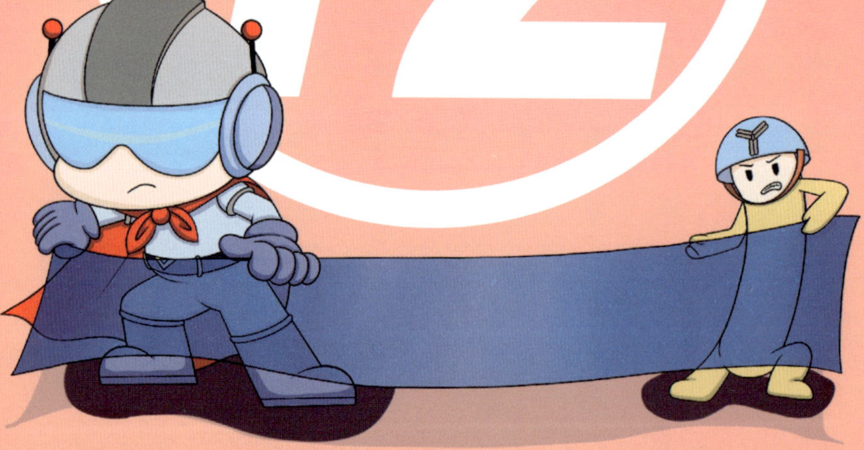

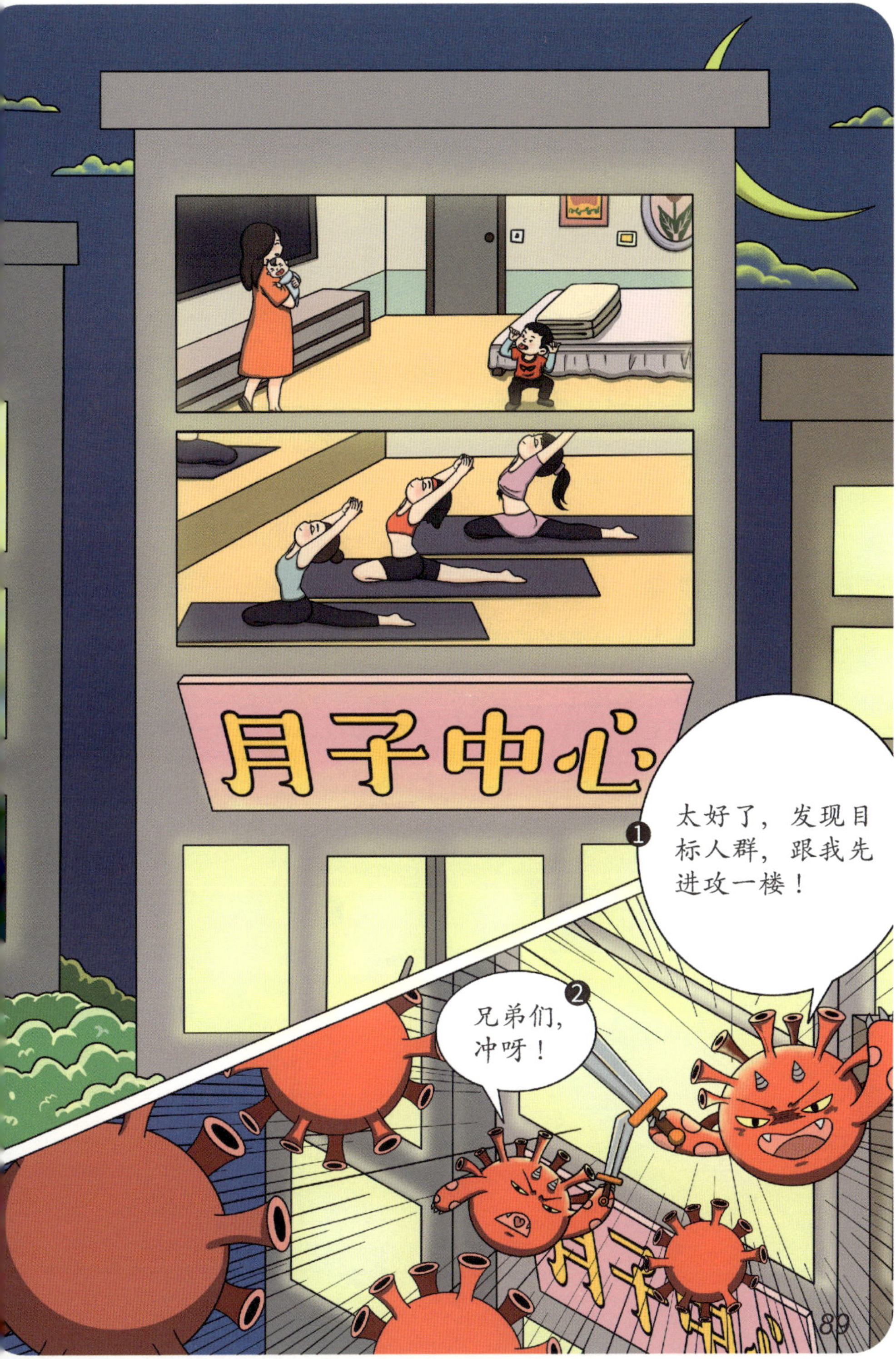
月子中心
1 太好了，发现目标人群，跟我先进攻一楼！
2 兄弟们，冲呀！

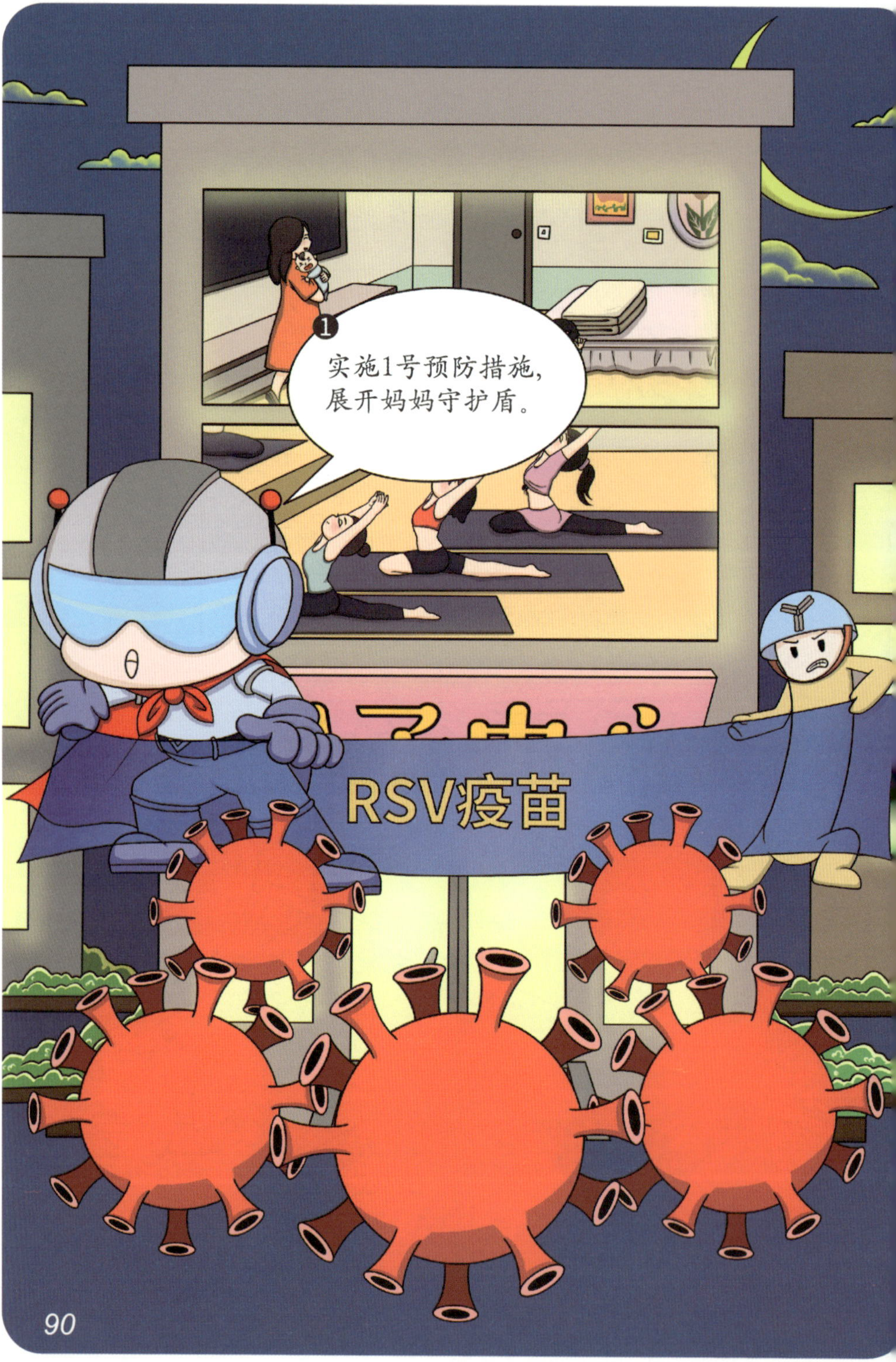
1
实施1号预防措施，
展开妈妈守护盾。
RSV疫苗

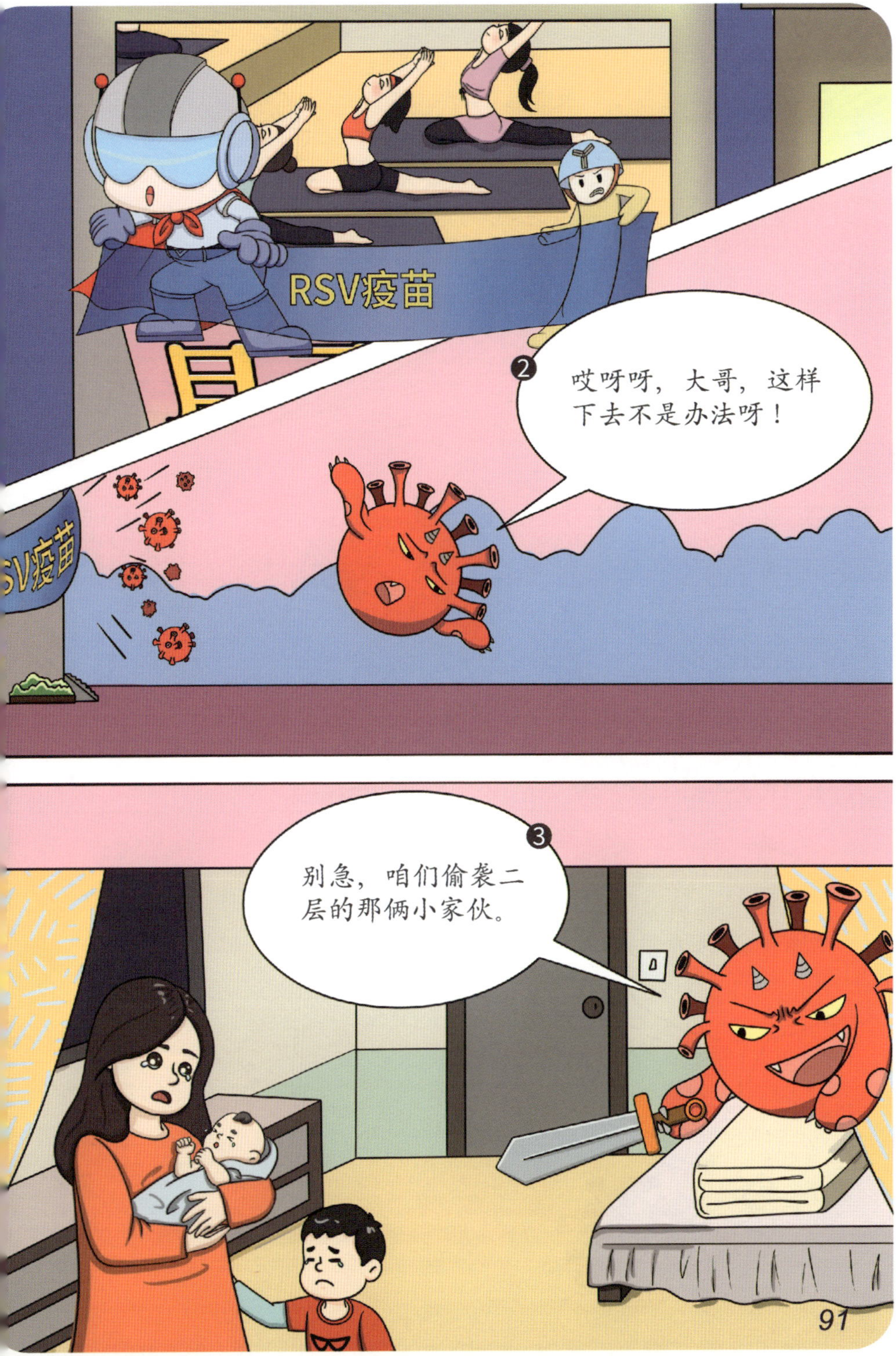
RSV疫苗
RSV疫苗
2
哎呀呀，大哥，这样下去不是办法呀！
3
别急，咱们偷袭二层的那俩小家伙。

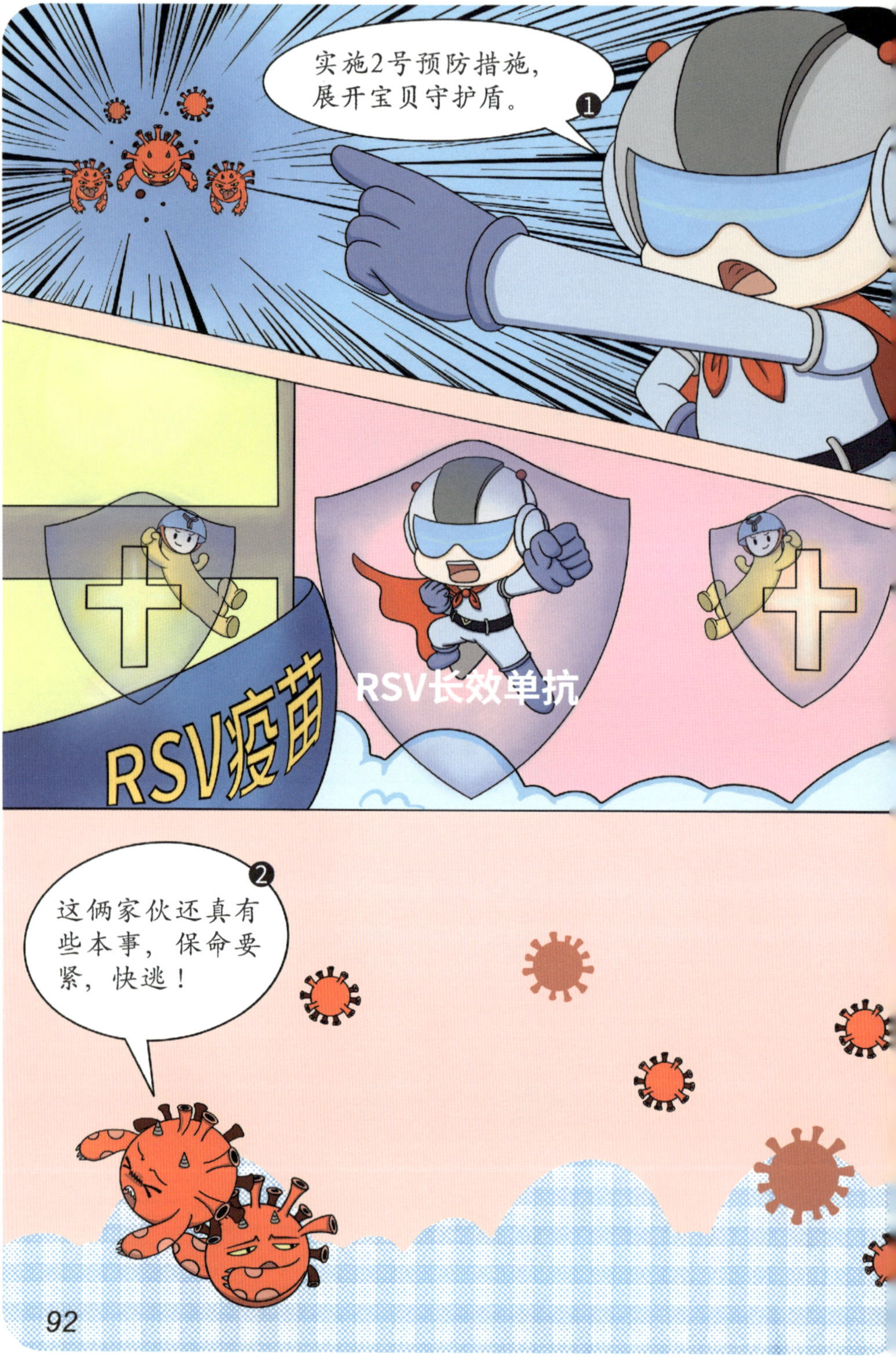
实施2号预防措施，
展开宝贝守护盾。
RSV疫苗
RSV长效单抗
这俩家伙还真有
些本事，保命要
紧，快逃！

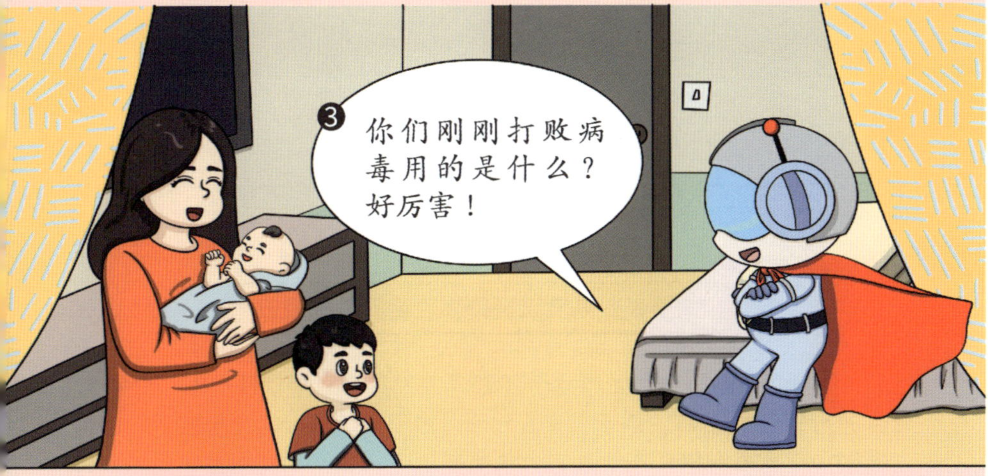
3
你们刚刚打败病毒用的是什么？好厉害！

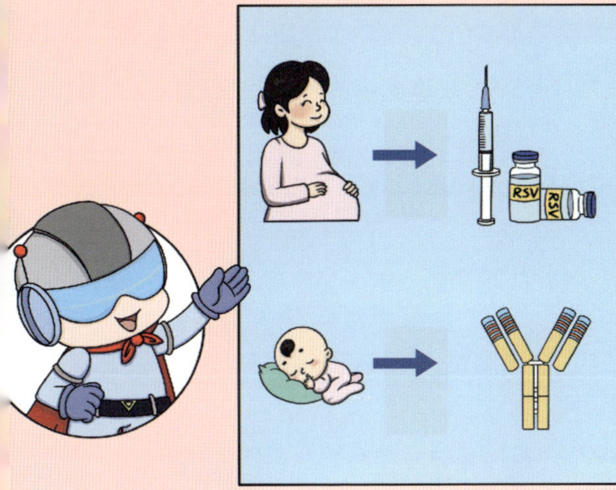

目前有两种婴幼儿感染RSV的预防措施，就像防护盾一样保护孩子们：一是孕妇通过推荐的免疫程序接种RSV疫苗，以保护6个月以内婴幼儿的RSV感染；二是婴幼儿注射单克隆抗体。

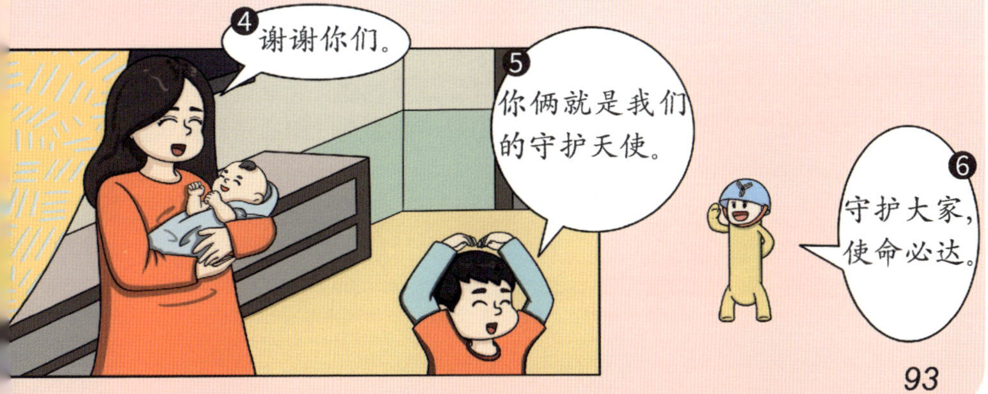
4
谢谢你们。
5
你俩就是我们的守护天使。
6
守护大家，使命必达。

【TIPS】

关于长效单抗以及母体疫苗的免疫措施

美国免疫实践咨询委员会于2023年发布推荐，建议使用RSV PreF疫苗进行季节性接种，用于预防6个月以内婴儿的RSV相关急性下呼吸道感染；认为多数婴儿不需要同时接受母体疫苗免疫和长效单抗免疫两种免疫措施，建议选择其中一种方式进行免疫。

2023年，英国母婴医学会推荐：

选择RSV PreF母体疫苗或RSV长效单抗中的一种措施进行RSV感染预防；

推荐将RSV PreF母体疫苗应用于妊娠32周至妊娠36周加6天的孕妇季节性接种；

推荐将RSV长效单抗应用于以下几类人群：①未接种RSV PreF疫苗的孕妇或疫苗史未知的婴儿。②孕妇在分娩后14天内接种疫苗。③无论孕妇疫苗接种情况如何，在面临第2个RSV流行季时具有严重RSV感染风险的8~19个月龄的婴幼儿。

除特殊情况外，不建议孕妇接种母体疫苗后婴儿再次接种单抗。特殊情况包括：①母体患有可能导致免疫反应不足和/或疫苗经胎盘转移减少的疾病（器官移植、使用慢性类固醇），对疫苗接种的免疫反应可能会减弱；②母体抗体缺失的婴儿（即接受过体外循环或体外膜肺氧合的婴儿）；③严重RSV感染风险显著增加的婴儿（即血液动力学显著改变的先天性心脏病）。

别担心，这些都是不良反应

——接种RSV疫苗和单抗的不良反应

13

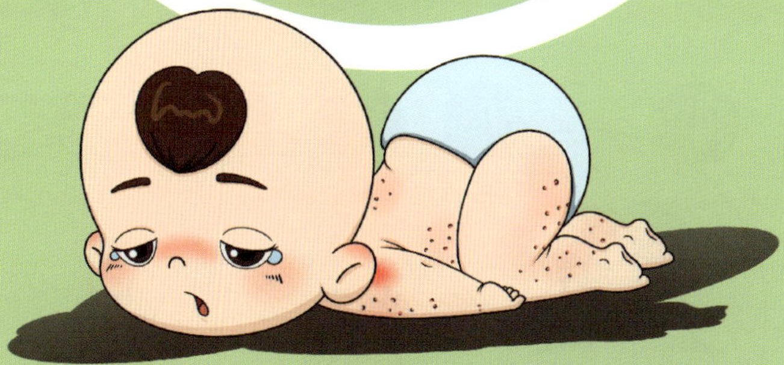

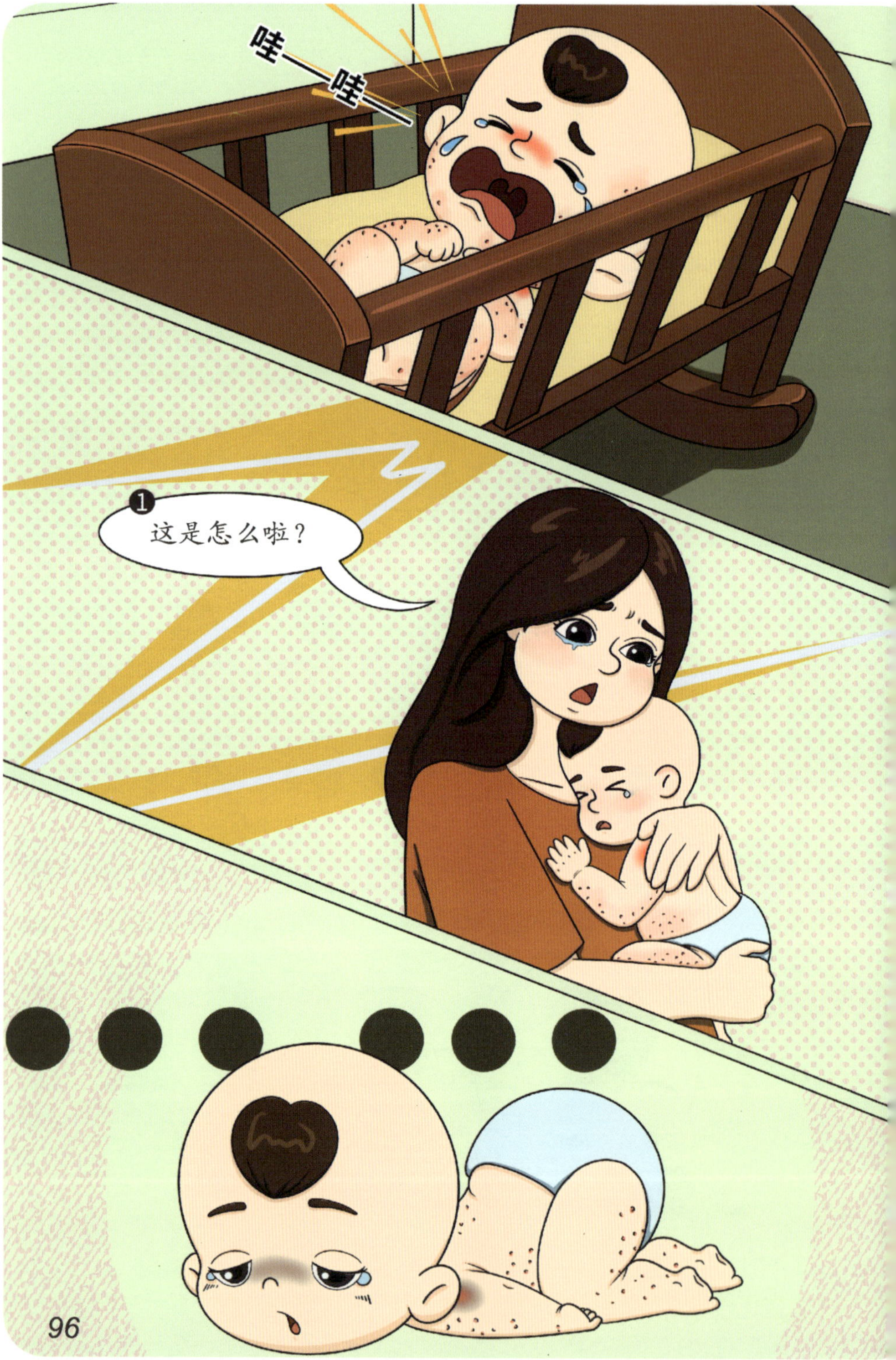
哇——哇——
1 这是怎么啦？

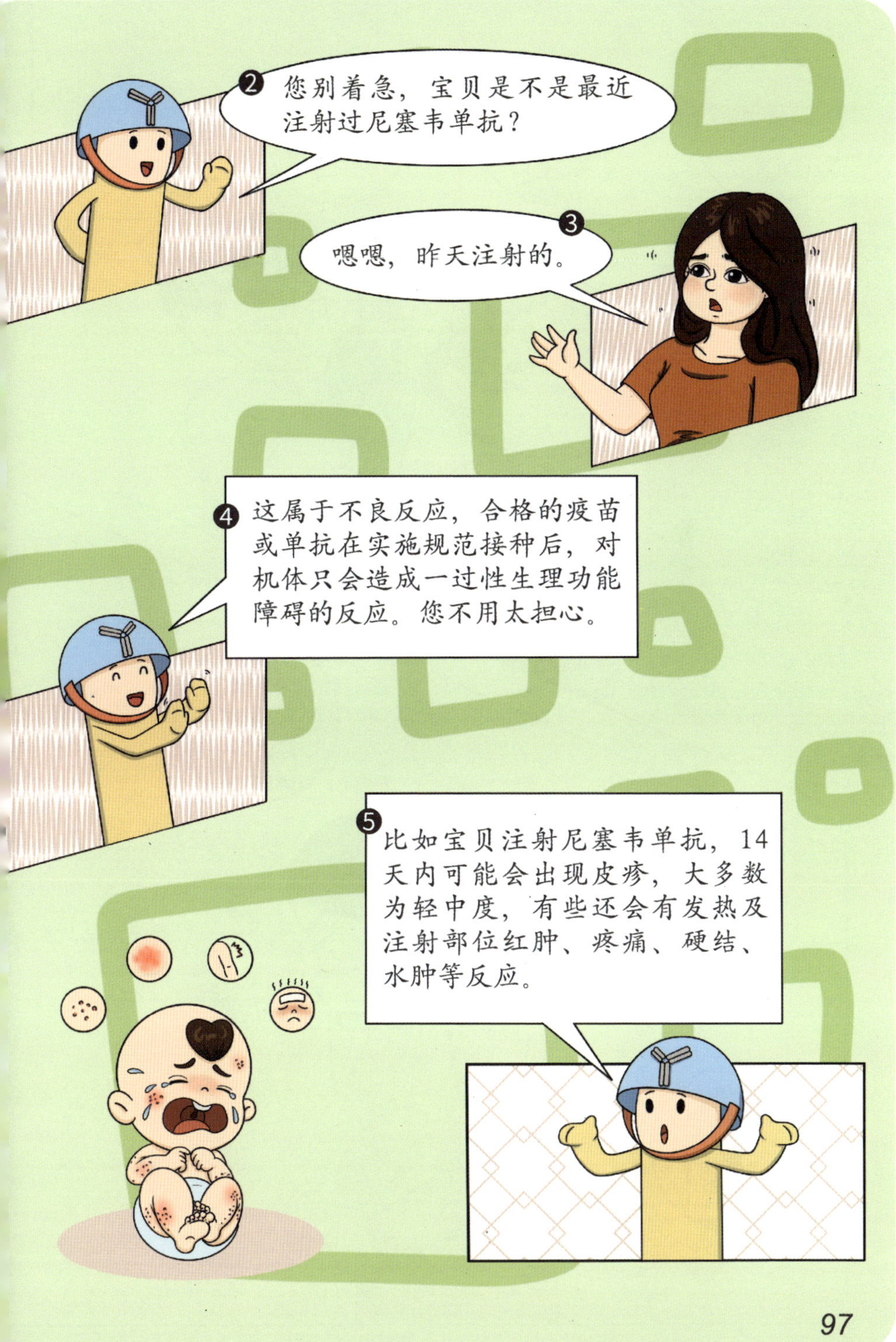
2 您别着急，宝贝是不是最近注射过尼塞韦单抗？
3 嗯嗯，昨天注射的。
4 这属于不良反应，合格的疫苗或单抗在实施规范接种后，对机体只会造成一过性生理功能障碍的反应。您不用太担心。
5 比如宝贝注射尼塞韦单抗，14天内可能会出现皮疹，大多数为轻中度，有些还会有发热及注射部位红肿、疼痛、硬结、水肿等反应。

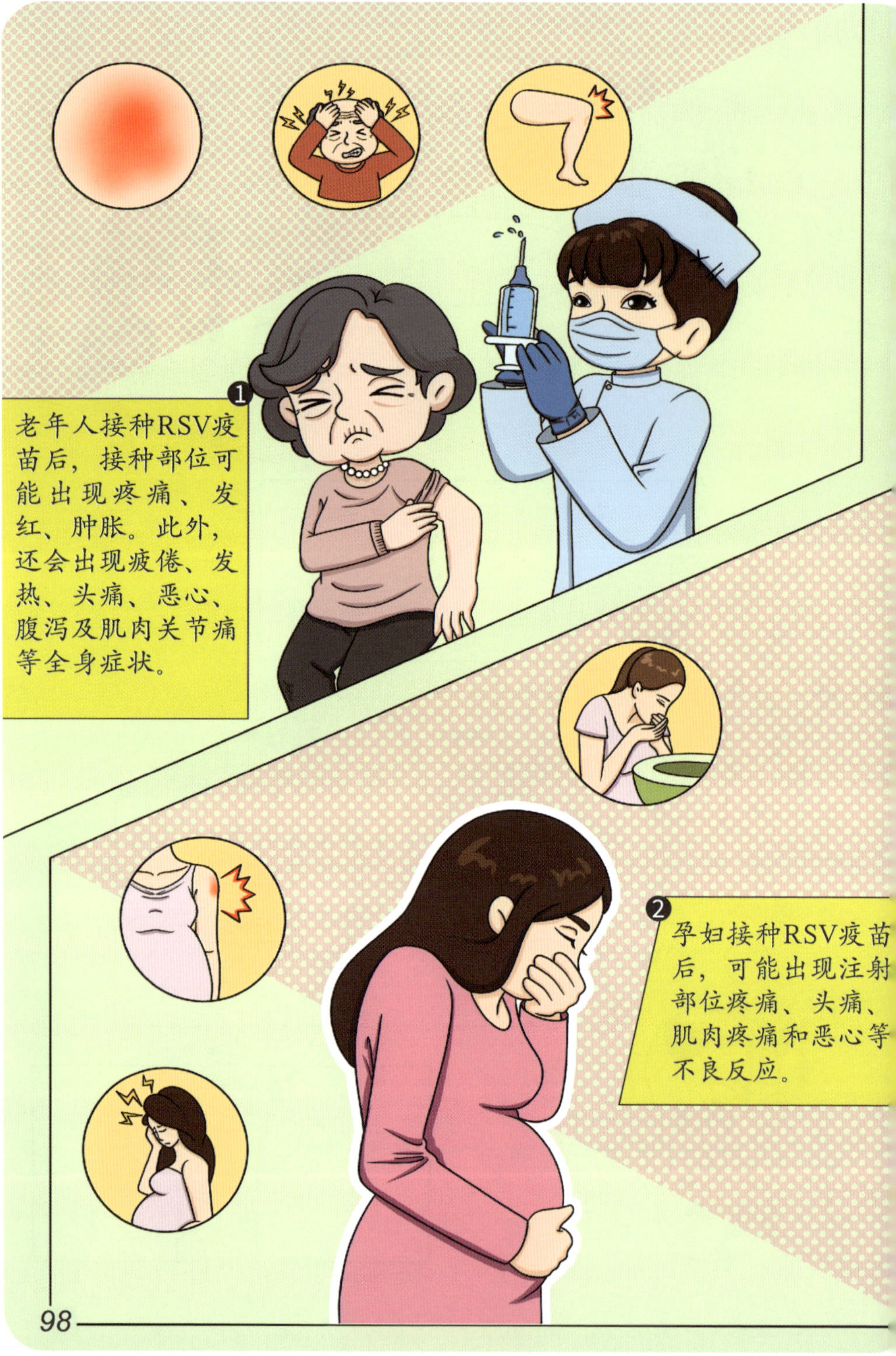
1
老年人接种RSV疫苗后，接种部位可能出现疼痛、发红、肿胀。此外，还会出现疲倦、发热、头痛、恶心、腹泻及肌肉关节痛等全身症状。
2
孕妇接种RSV疫苗后，可能出现注射部位疼痛、头痛、肌肉疼痛和恶心等不良反应。

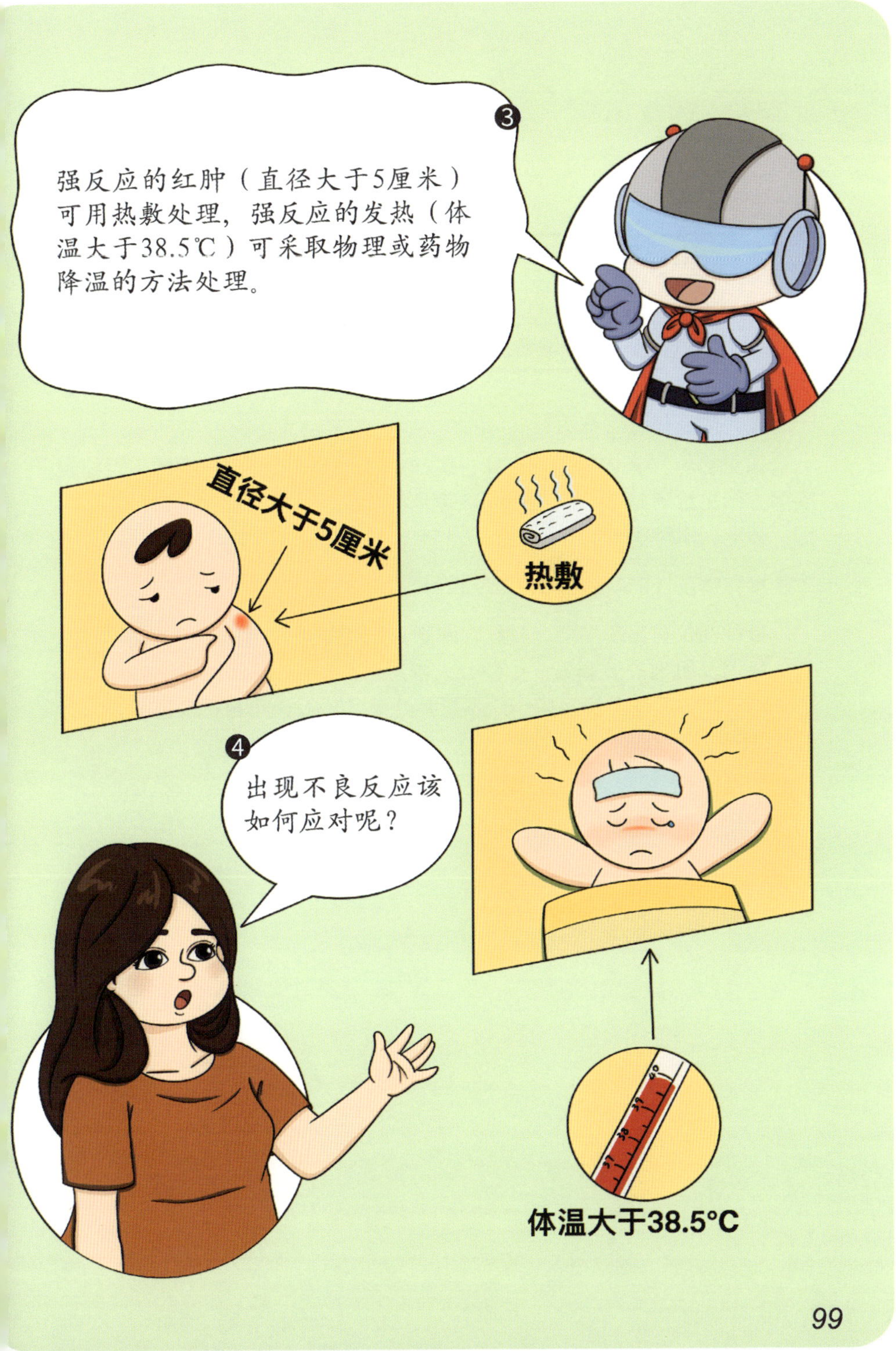
3
强反应的红肿（直径大于5厘米）可用热敷处理，强反应的发热（体温大于38.5℃）可采取物理或药物降温的方法处理。
直径大于5厘米
热敷
4
出现不良反应该如何应对呢？
体温大于38.5°C

【TIPS】

接种呼吸道合胞病毒疫苗和单抗的相关不良反应

一、单克隆抗体（尼塞韦）

偶见给药14天内发生的皮疹、斑丘疹、斑状皮疹等皮肤及皮下组织类疾病；偶见给药14天内发生的发热等全身性疾病，以及注射部位红肿、疼痛、硬结、水肿等。

二、接种疫苗（RSV PreF3、RSV PreF、mRNA-1345）

接种部位可出现疼痛、发红、肿胀，也会出现疲倦、发热、头痛、恶心、腹泻及肌肉关节痛等。少部分人群可出现吉兰-巴雷综合征等神经系统疾病。轻中度的不良反应一般不需要处理，1～2天可自行消退，并密切观察。

勇夺健康大赛冠军
——接种RSV疫苗和单抗的好处

14

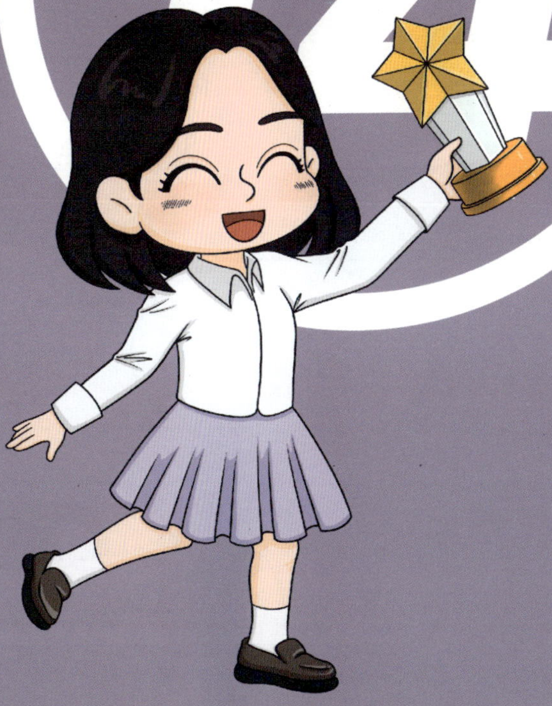

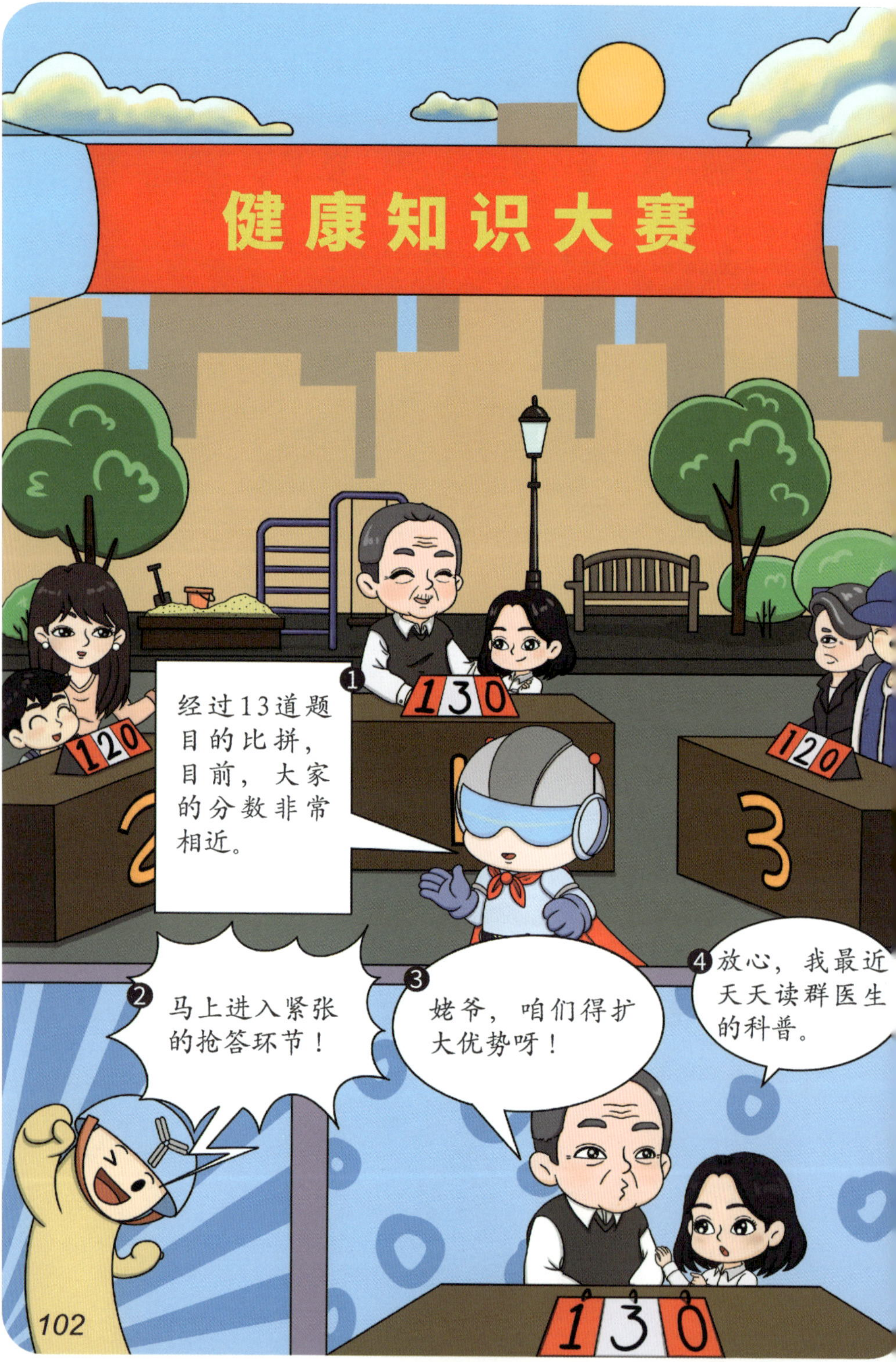

健康知识大赛
130
120
120
经过13道题目的比拼，目前，大家的分数非常相近。
马上进入紧张的抢答环节！
姥爷，咱们得扩大优势呀！
放心，我最近天天读群医生的科普。
130

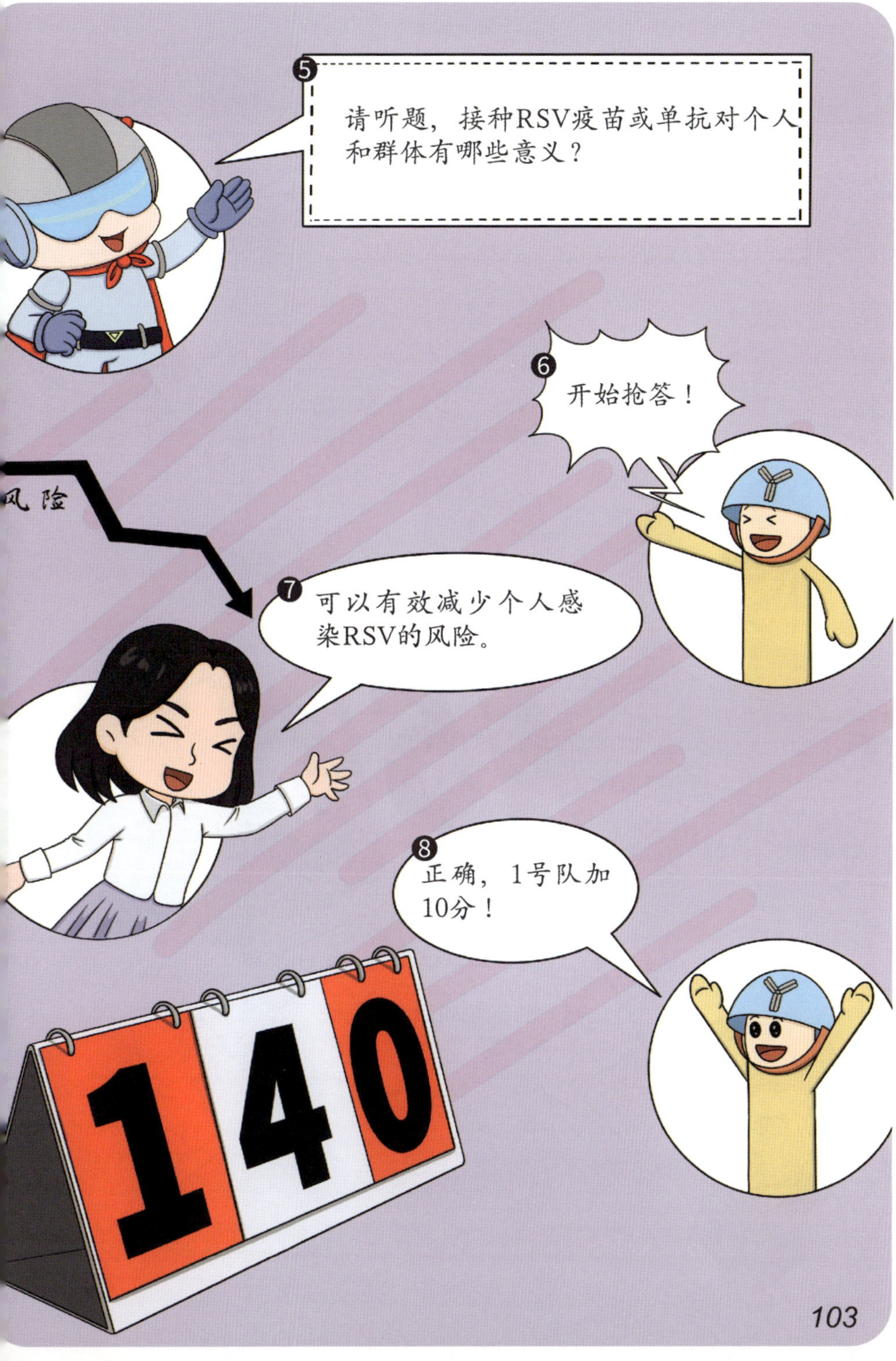
5
请听题，接种RSV疫苗或单抗对个人和群体有哪些意义？
6
开始抢答！
风险
7
可以有效减少个人感染RSV的风险。
8
正确，1号队加10分！
140

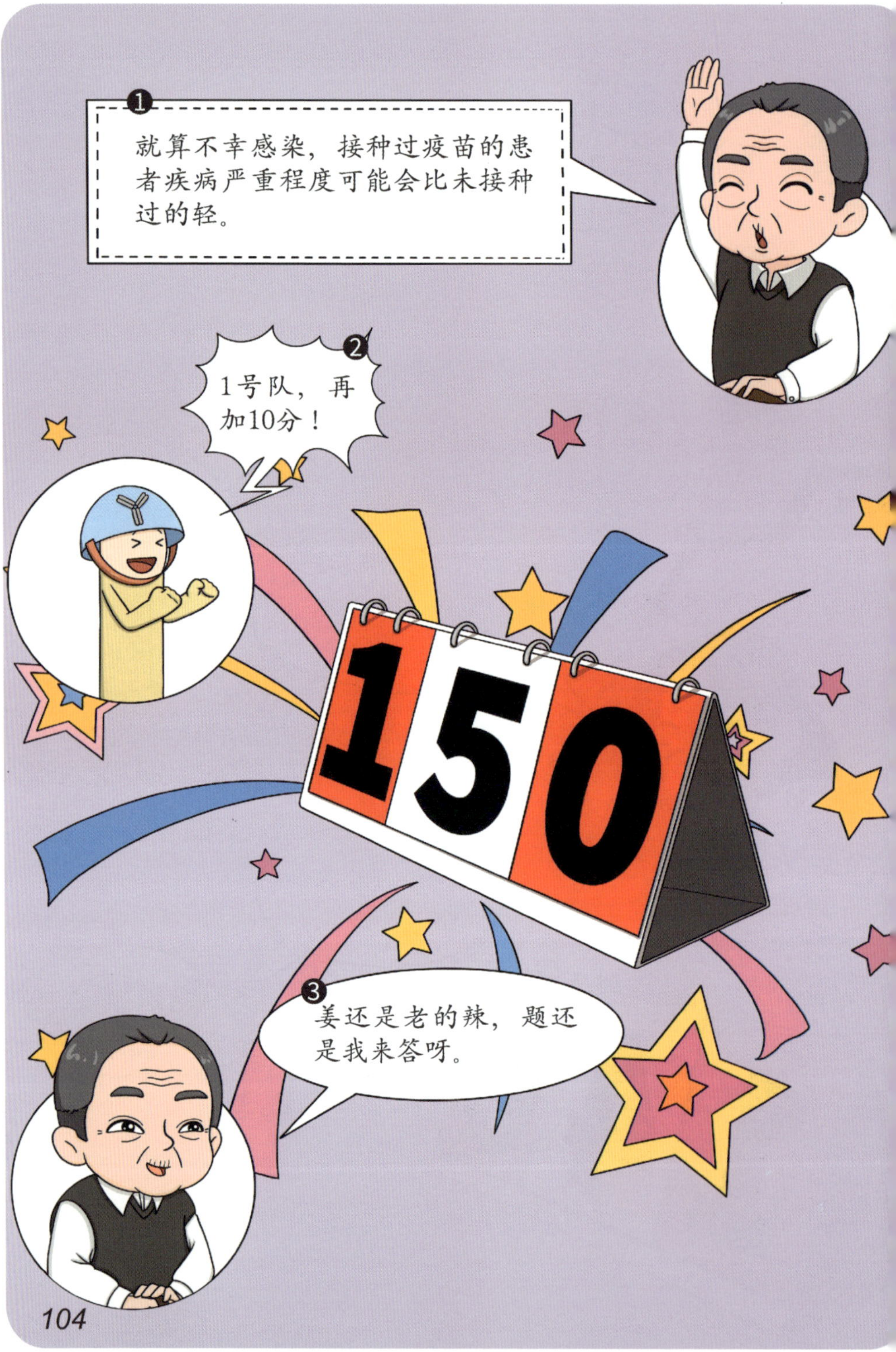

就算不幸感染，接种过疫苗的患者疾病严重程度可能会比未接种过的轻。
1号队，再加10分！
150
姜还是老的辣，题还是我来答呀。

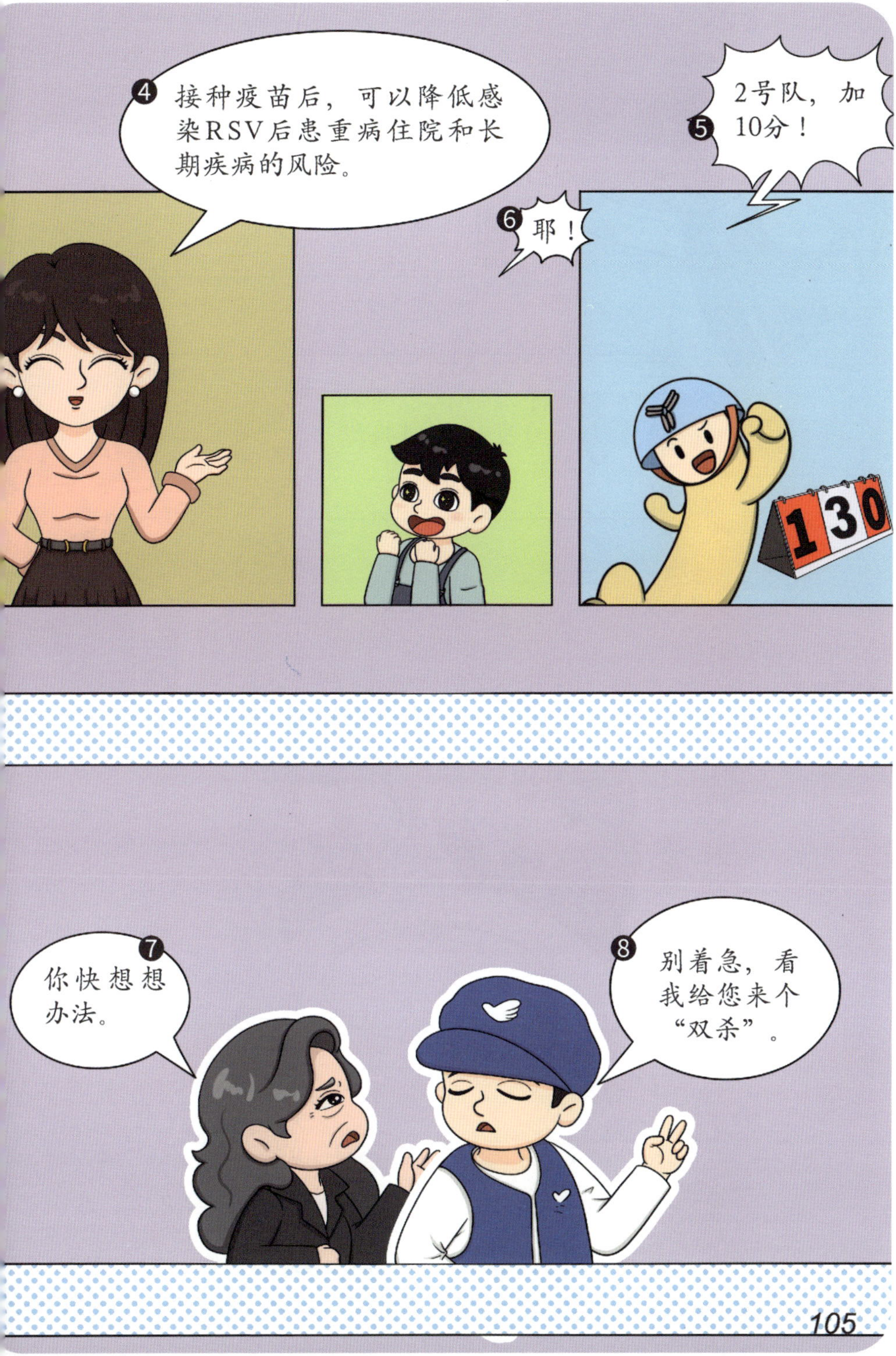
4 接种疫苗后，可以降低感染RSV后患重病住院和长期疾病的风险。
5 2号队，加10分！
6 耶！
130
7 你快想想办法。
8 别着急，看我给您来个“双杀”。

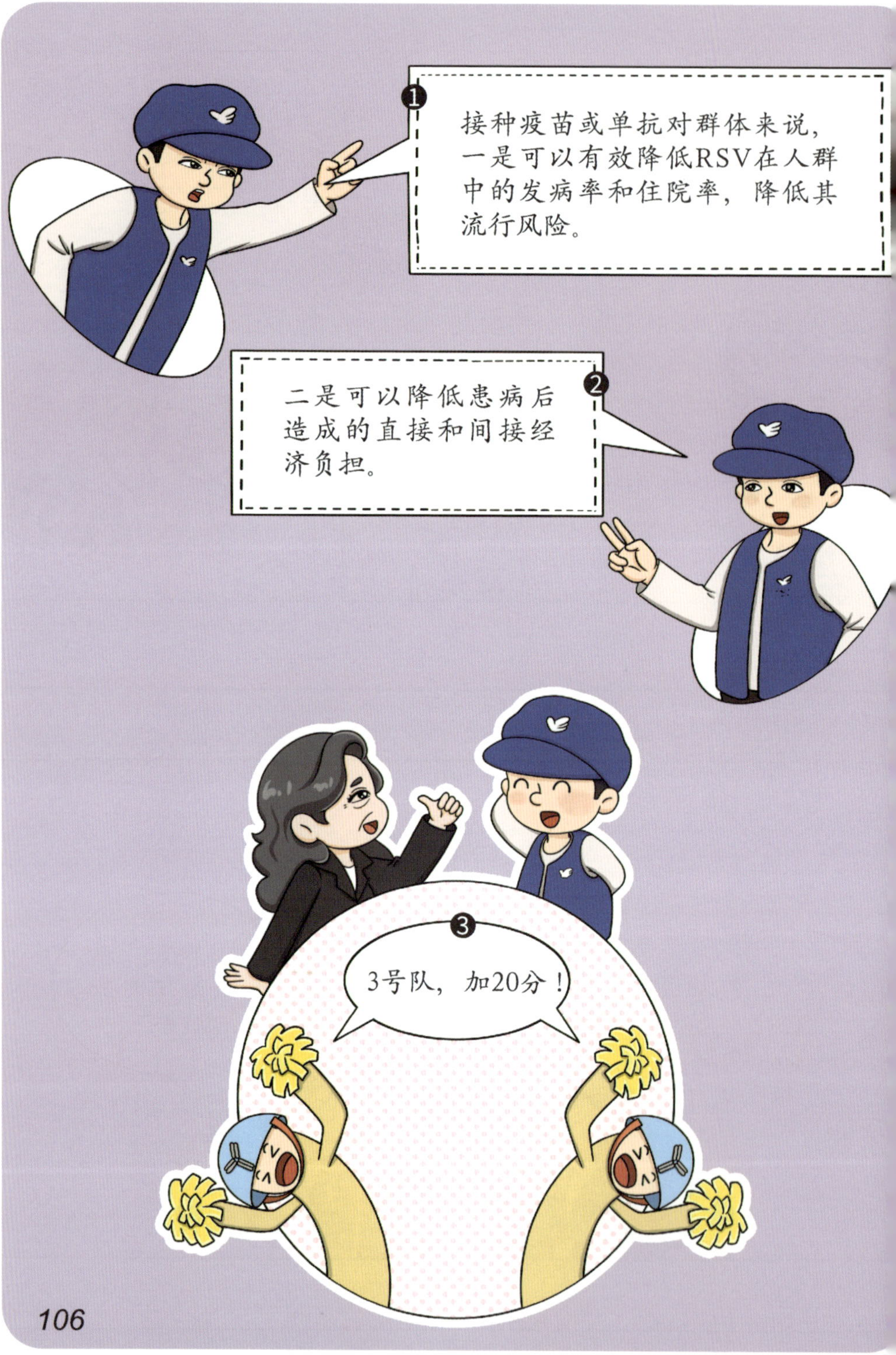
1
接种疫苗或单抗对群体来说，一是可以有效降低RSV在人群中的发病率和住院率，降低其流行风险。
2
二是可以降低患病后造成的直接和间接经济负担。
3
3号队，加20分！

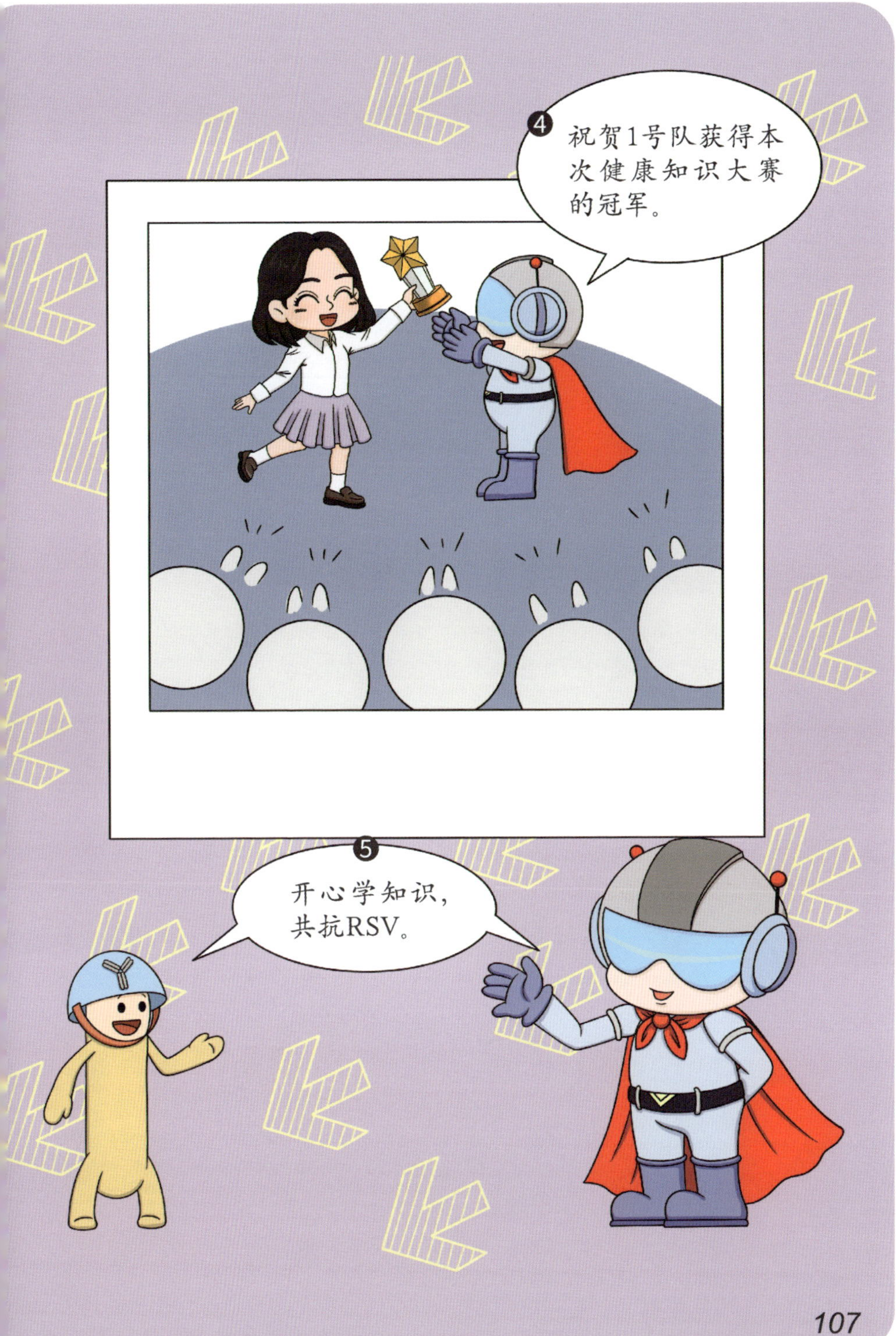

4
祝贺1号队获得本次健康知识大赛的冠军。
5
开心学知识，共抗RSV。

【TIPS】

接种呼吸道合胞病毒疫苗或单抗的必要性

一、个体维度

1.在流行季前接种RSV预防用免疫制品，可以有效减少个人感染RSV的风险。

2.如果不幸感染，接种过疫苗或单抗的患者疾病严重程度可能相对于未接种的患者轻。

3.接种疫苗或单抗后，可降低RSV感染以及临床重症的发生风险，进而减少RSV可能导致的一些长期不良预后情况的发生。

二、群体维度

1.接种RSV疫苗或单抗，可以降低人群感染RSV的风险，进而降低RSV人群的发病率和住院率。

2.在降低发病率和住院率的同时，可以降低RSV感染在人群中造成的经济负担。

3.当一定水平的人群接种RSV疫苗，达成群体免疫后，可以形成免疫屏障，降低高危人群（如儿童和老年人，或基础疾病患者）感染RSV的风险。